CW00400513

Sabine Voshage

Basische Ernährung

Der effektive Weg in ein gesundes Leben

© 2017 Sabine Voshage

ISBN 978-1549770173

Inhalt

Vorwort

Fühlen Sie sich richtig fit oder haben Sie öfter Kopfschmerzen, Magenbeschwerden, Verdauungs- oder Schlafstörungen? Vielleicht plagt Sie auch häufig eine Erkältung oder andere Infektion?

Wundern Sie sich, dass Sie trotz der gleichen Mengen die Sie essen, an Gewicht zunehmen? Sind Sie mit Ihrem Hautbild zufrieden oder leiden Sie unter Hautproblemen, Cellulite oder Haarausfall?

Sind schon die ersten altersbedingten Krankheiten wie Bluthochdruck, Arthrose, Rheuma oder ähnliches bei Ihnen eingetreten?

Wenn Sie auch nur eine dieser Fragen mit „Ja" beantworten können, dann ist dieser Ratgeber für Sie die richtige Wahl.

Es ist gar nicht möglich, sämtliche Beschwerden hier aufzuzählen. Überlegen Sie einfach für sich selbst, ob Sie die „Sache" schon immer hatten, oder ob sich das erst im Laufe der Jahre entwickelt hat. Ich werde Ihnen zeigen, wie Sie sich mit einer basenüberschüssigen Ernährung von Ihren persönlichen körperlichen Problemen befreien können. Wirkungsvoll, effektiv und dauerhaft!

Das hört sich nicht nur einfach und toll an, es funktioniert wirklich. Ich weiß wovon ich spreche, denn mein Mann und ich haben alles selbst erlebt und sind schon lange komplett von allen Beschwerden geheilt. Selbst meine Falten sind zurückgegangen und meine Cellulite ist verschwunden. Krankheiten kennen wir keine mehr. Vielleicht glauben Sie es nicht, aber wir werden nicht mehr krank, noch nicht einmal eine kleine Erkältung.

Wie erreicht man das, werden Sie jetzt zu Recht fragen? Die Antwort ist einfach, mit einem intakten Säure-Basen-Haushalt. Dieser ist der Schlüssel zum Glück oder anders gesagt: „Ein gestörter Säure-Basen-Haushalt ist das Unglück für jeden Körper, egal wie alt er ist!"

> *Ein intakter Säure-Basen-Haushalt ist der Schlüssel zum Glück!*

Kennen Sie sich schon ein wenig mit dieser Thematik aus oder ist das alles neu für Sie? Fürchten Sie sich nicht, wenn zweites der Fall ist, denn ich erkläre immer logisch und verständlich. Wenn das Thema für Sie neu ist, werden Sie ganz schnell mitten im Geschehen sein und sich fragen, warum es eigentlich bei einem so wichtigen Thema so wenig allgemeine Aufklärung gibt.

Aber dafür haben Sie ja jetzt meinen Ratgeber und nun ist auch genug der Vorreden, es geht los!

Viel Spaß und Freude, denn jetzt wird es spannend und interessant!

Der Säure-Basen-Haushalt

Die wenigsten Menschen kennen die Bedeutung des Säure-Basen-Haushaltes für unsere Gesundheit. Dabei ist es eigentlich ganz einfach. Krankheit ist mit Säuren und Gesundheit mit Basen verbunden.

Doch was bedeutet denn das nun konkret? Der Säure-Basen-Haushalt beim Menschen regelt sämtliche Körperfunktionen, von der Atmung bis zum Hormonhaushalt. Ohne einen funktionierenden Säure-Basen-Haushalt kann der Mensch nicht leben. Das ist auch keine neue Erfindung, das war schon immer so.

Spricht man von Säuren und Basen, dann spricht man vom pH-Wert. Das Kürzel „pH" stammt aus dem lateinischen „potentia Hydrogenii" und bedeutet Konzentration der Wasserstoffionen. Der pH-Wert ist ein Messwert für den Grad der sauren bzw. basischen Reaktion einer wässrigen Lösung. Da der menschliche Körper zu 70% aus Wasser besteht, laufen sämtliche Stoffwechselreaktionen in einer wässrigen Umgebung ab. Das bedeutet, dass man den pH-Wert dieser Flüssigkeiten in den verschiedenen Bereichen des Körpers messen kann.

Die Stoffwechselvorgänge in unserem Körper können nur optimal ablaufen, wenn das Blut einen pH-Wert von

7,35 – 7,45 aufweist. Der richtige pH-Wert ist aber auch für andere Körperbereiche äußerst wichtig und ein Ungleichgewicht führt zu Krankheiten und Alterungserscheinungen.

Der Säure-Basen-Haushalt beim Menschen regelt sämtliche Körperfunktionen, von der Atmung bis zum Hormonhaushalt!

Die pH-Skala des Säuregrades reicht von 0 bis 14, wobei 0 den stärksten Säuregrad und 14 den höchsten basischen/alkalischen Wert darstellt. Bei 7 liegt der neutrale Punkt.

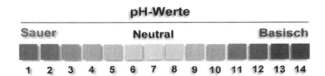

Die unterschiedlichen Säuregrade im Körper sind (man nennt sie auch Säuregrade, wenn sie im basischen Bereich liegen):

Körperbereiche	pH-Wert
Magensaft	1,2 – 3,0
Scheide	3,8 – 4,4
Schweiß	4,5 – 6,8
Harn	4,8 – 8,0
Haut	5,5 – 6,5
Dickdarm	5,5 – 6,5
Muskeln und Zellen der Organe	6,9
Körperzellen	7,0 – 7,3
Speichel	7,0 – 7,4
Sekret von der Leber und der Gallenblase	7,1 – 8,2
Bindegewebe	7,08 – 7,21
Tränenflüssigkeit	7,35
Blut	7,35 – 7,45
Lymphe	7,41
Sekret der Bauchspeicheldrüse	8,0
Dünndarm	8,0
Fruchtwasser	8,0 – 8,5

Der Mensch ist größtenteils ein basisches Lebewesen mit einigen sauren Bereichen. Diese sauren Bereiche müssen aber sein, da z.B. über den Urin die überschüssigen Säuren abtransportiert werden oder der Magen sonst nicht imstande wäre, die Nahrung zu verarbeiten. Die extremen pH-Schwankungen beim Harn haben den Grund, dass der Körper vor allem in der Nacht und auch morgens die überschüssigen Säuren ausscheidet. Der Urin ist deswegen morgens sauer und mittags basisch.

> *Der Mensch ist ein basisches Lebewesen. Nur dort, wo etwas verarbeitet oder ausgeschieden wird, ist der Mensch sauer!*

Der Körper ist den ganzen Tag über damit beschäftigt, Säuren und Basen im Gleichgewicht zu halten. Das Säure-Basen-Gleichgewicht wird reguliert durch die Puffereigenschaften des Blutes und des Gewebes, den Gasaustausch in der Lunge und die Ausscheidungsmechanismen der Niere.

Das komplexe Puffersystem des Blutes wird als Blutpuffer bezeichnet. Es besteht aus vier Puffersystemen:

Kohlensäure-Bicarbonat-System, Hämoglobin, Proteinatpuffer und Phosphatpuffer. Der wichtigste Blutpuffer zum Auffangen von pH-Schwankungen im menschlichen Blutkreislauf ist das Kohlensäure-Bicarbonat-System. Es besteht aus Kohlensäure als Säure und dem Bicarbonation als Base.

Ohne Puffer ist es unserem Organismus nicht möglich, die gesunden pH-Werte dauerhaft aufrecht zu erhalten. Und nun kommt das Entscheidende, die Pufferkapazität. Sie bedeutet für den Körper, aus eigener Kraft in der Lage zu sein, das Säure-Basen-Gleichgewicht zu regulieren, ohne dabei körpereigene Reserven anzugreifen. Die körpereigenen Reserven sind die Bereiche, wo die basenbildenden Mineralstoffe eingelagert sind, wie z.B. die Knochen und Knorpel, die Zähne aber auch der Haarboden.

Und an diesem Punkt kommt dann die Ernährung ins Spiel.

Basische und säurebildende Lebensmittel

Alle Lebensmittel die es gibt, werden vom Körper unterschiedlich verstoffwechselt. Ein Teil der Lebensmittel wird basisch verstoffwechselt, der andere Teil säurebildend. Die basischen Lebensmittel stellen für den Körper kein Problem dar, die säurebildenden hingegen schon. Warum das so ist, wird später noch ausführlich erklärt.

Ich habe Ihnen eine Auflistung von basischen und säurebildenden Lebensmitteln und Getränken zusammengestellt. Die säurebildenden Lebensmittel sind unterteilt in gute und schlechte Säurebildner. Die guten Säurebildner sollten unbedingt in eine basische Ernährung integriert werden, während die Schlechten besser gemieden werden.

Das Verhältnis von basischen und säurebildenden Lebensmitteln sollte 70-80 % basisch und 20-30 % sauer betragen. Korrekt ausgedrückt müsse es deshalb auch „überwiegend basische Ernährung" oder „basenüberschüssige Ernährung" heißen.

Eine ausschließlich „basische Ernährung" ist auf Dauer nicht empfehlenswert, da gerade in den guten Säurebildnern sehr viele für den Körper lebensnotwendige

Mineralstoffe und auch Vitamine enthalten sind. Zudem sind viele dieser Lebensmittel sehr ballaststoffreich und liefern dem Körper obendrein hochwertiges pflanzliches Eiweiß.

Die mit einem Sternchen* gekennzeichneten Lebensmittel sind im Kapitel „Superfoods und mehr" erklärt.

Basische Lebensmittel

- alle frischen Obstsorten (nicht gekocht, kein Dosenobst)
- alle Gemüsesorten (kein Dosengemüse)
- alle Blattsalate
- alle Kräuter und Gewürze
- Kartoffeln
- alle Pilze
- alle Sprossen und Keimlinge
- Mandeln, Erdmandeln, Esskastanien
- Lupineneiweiß*
- Konjac-Nudeln*

Basische Getränke

- Wasser ohne Kohlensäure
- Kräutertee, Ingwertee, Rooibos-Tee
- Smoothies
- Mandelmilch

Basische Süßungsmittel

- Stevia*
- Xylit*
- Erythrit

Gute Säurebildner – Lebensmittel

- Alle Bio-Getreidearten, außer Weizen, jedoch grundsätzlich nur in kleinen Mengen
- Getreideprodukte (z.B. Haferflocken, Bulgur, Couscous), aber nicht aus Weizen
- Goldhirse, Braunhirse, Hirseflocken
- Pseudogetreide (z.B. Buchweizen, Quinoa, Amaranth)
- Vollkornreis, Parboiled Reis
- Hülsenfrüchte (z.B. Linsen, Erbsen, Bohnen)
- Mais
- Ölsaaten (z.B. Sesam, Leinsamen, Sonnenblumenkerne, Hanfsamen*, Mohn)
- Nüsse
- Hochwertige pflanzliche Proteinpulver (z.B. Hanfprotein, Reisprotein, Erbsenprotein)
- Kakaopulver
- Eier aus biologischer Landwirtschaft
- Fisch aus Bio-Aquakultur
- Bio-Tofu und hochwertig fermentierte Bio-Soja-produkte (z.B. Miso, Tempeh)

Gute Säurebildner – Getränke

- Grüner Tee
- Lupinenkaffee*
- hochwertige pflanzliche Drinks (z.B. Sojadrink, Haferdrink, Reisdrink)

Gute Säurebildner – Süßungsmittel

- Kokosblütenzucker und -sirup*
- Yaconsirup*

Schlechte Säurebildner – Lebensmittel

- alle Produkte aus Weizen, auch Vollkornweizen
- Getreideprodukte aus Weißmehlen (z.B. Weißbrot, Brötchen, Semmel, Kuchen, Nudeln, Cornflakes etc.)
- Fertigprodukte aller Art
- Milchprodukte (z.B. Käse, Quark, Joghurt, Kefir etc.), außer Butter, Ghee und Sahne
- Fleisch- und Wurstwaren
- Eier aus konventioneller Landwirtschaft
- Fisch und Meeresfrüchte aus konventioneller Aquakultur
- stark verarbeitete Sojaprodukte (z.B. das texturierte Sojaprotein TVP)
- Essig, außer naturtrüber Apfelessig
- Ketchup, Senf

Schlechte Säurebildner – Getränke

- alle kohlensäurehaltigen Getränke, auch Wasser mit Kohlensäure
- Kaffee, auch koffeinfreier
- koffeinhaltige Getränke (z.B. Cola, Cappuccino, Espresso)
- Milch
- schwarzer Tee, Früchtetee
- Softdrinks
- Alkohol

Schlechte Säurebildner – Süßungsmittel

- Zucker
- Dicksäfte (z.B. Agavendicksaft)

Öle und Fette werden als neutral eingestuft, wobei Sie stets auf eine gesunde Auswahl Wert legen sollten!

Esse und trinke täglich 70-80 % basische und 20-30 % gute säurebildende Lebensmittel!

Nun ist es aber erst einmal ganz wichtig, dass ich Ihnen erkläre, wie festgestellt wird, ob ein Lebensmittel basisch oder sauer ist. Denn eines haben Sie sicher schon gemerkt, am Geschmack lässt es sich nicht erkennen. Die Zitrone schmeckt sauer und ist basisch, die Praline schmeckt süß und ist sauer.

Das Lebensmittel, dass untersucht werden soll, wird verbrannt. Der Verbrennungsprozess soll die Verdauung im Körper imitieren. Nun wird die übrig gebliebene Asche untersucht, daraufhin, wie sauer oder basisch sie ist. Außerdem wird der Gehalt an säurebildenden Aminosäuren gemessen. So wird festgestellt, in welche Kategorie das Lebensmittel gehört.

Würden allerdings nur diese beiden Kriterien zugrunde gelegt, wäre im Ergebnis z.B. Bier, Wein, Nussnougatcreme oder Eis basisch. Demzufolge gibt es auch einige Tabellen im Internet, wo dergleichen zu lesen ist. Nach so einer Tabelle zu essen und zu trinken ist prima, nur gesund wird so natürlich keiner.

Wichtig ist nicht nur das Basenpotenzial eines Lebensmittels, sondern auch das Gesundheitspotenzial.

Damit Lebensmittel basisch und gesund sind, müssen sie noch weitere Kriterien erfüllen. Basische Lebensmittel sind reich an basischen Mineralstoffen und arm an

säurebildenden Aminosäuren. Statt den Körper zu ver-
schlacken, regen sie die körpereigene Basenbildung an.
Außerdem verfügen sie über einen hohen Wassergeh-
alt, wirken entzündungshemmend und fördern die
Darmgesundheit.

Säurebildende Lebensmittel sind reich an sauer wirken-
den Mineralstoffen, reich an säurebildenden Aminosäuren und können die körpereigene Basenbildung nicht
anregen. Sie verhindern körpereigene Entsäuerungs-
prozesse und führen so zur Schlackenbildung im Körper.
Sie verfügen oft über einen sehr niedrigen Wassergeh-
alt, fördern die Entstehung von Entzündungen im Körper und schädigen die Darmflora.

Selbstverständlich möchte ich Ihnen auch noch den Unterschied zwischen den guten und den schlechten Säurebildnern erklären, obwohl den Meisten beim Lesen
der Unterschied wahrscheinlich schon aufgefallen ist.
Die guten Säurebildner bilden nur wenig Säure, verfügen über wenig säurebildende Mineralstoffe, viele Vitamine, wenig Gifte und Zusatzstoffe. Gerade die Getreideprodukte, Hülsenfrüchte, Saaten und Nüsse bieten
außerdem hochwertiges pflanzliches Eiweiß. Die Pseudogetreide sind obendrein glutenfrei.

Bei den schlechten Säurebildnern wird vielen das
Fleisch, die Wurst, die Milch und die Milchprodukte aufgefallen sein. Fleisch und Wurst, vor allem vom

Schwein, sind extrem säurebildend. Milch und Milch-produkte ebenso, zudem rauben Sie dem Körper Calcium und weitere Mineralstoffe, statt wie die Meisten denken, ihn mit diesen zu versorgen. Der Grund, das Phosphor-Calcium-Verhältnis in Milch und besonders in Käse ist ungünstig. Dies führt dazu, dass der Körper das Calcium nicht richtig aufnehmen kann. Durch die starke Säurebelastung, die im Körper entsteht, verbraucht der Körper obendrein basische Mineralstoffe und dazu ge-hört Calcium. Da er mehr Mineralstoffe zum Neutrali-sieren der Milch und Milchprodukte braucht, als er von ihnen bekommt, muss er die körpereigenen Reserven anzapfen. Und als wenn das nicht schon ausreichen würde, führt das in diesen Produkten enthaltene Jod zu einer erhöhten Hormonproduktion der Nebenschild-drüse, was zur Folge hat, dass wieder Calcium aus den Knochen geraubt werden muss, um den Calciumspiegel im Blut konstant zu halten.

So, jetzt wissen Sie schon gut über die ganzen Zusam-menhänge Bescheid, deswegen ist nun der richtige Zeit-punkt für das nächste Kapitel.

Die Übersäuerung des Körpers

Die Übersäuerung des Körpers ist ein Zivilisationsproblem und bedeutet, dass es zu einem Ungleichgewicht im Säure-Basen-Haushalt gekommen ist.

Was passiert denn nun eigentlich mit der Nahrung, die in unseren Körper kommt?

Unsere Nahrung muss verarbeitet und sortiert werden in Brauchbares und Unbrauchbares. Das Brauchbare muss zu den einzelnen Zellen im Körper transportiert werden und das Unbrauchbare muss schnell wieder ausgeschieden werden. Diesen Vorgang nennt man Stoffwechsel, der unsere Körperfunktionen am Laufen hält.

Stoffwechsel ist also die chemische Umwandlung und der Transport von Stoffen in einem Organismus. Ein gut funktionierender Stoffwechsel versorgt jede Körperzelle mit allem, was sie braucht und entledigt sich schnell aller Säuren und Gifte.

Und jetzt kommt das alles Entscheidende! Säuren können nicht so ohne Weiteres vom Körper ausgeschieden werden. Sie haben ätzende Eigenschaften und würden die Zellen schädigen, wenn sie nicht zuerst neutralisiert würden. Neutralisieren kann der Körper die Säuren mit seinen basischen Puffersubstanzen, sofern er noch über welche verfügt, und natürlich durch die basischen Mineralstoffe in der Nahrung.

Sind die Säuren neutralisiert, werden diese als Neutralsalze bezeichnet und müssen wieder aus dem Körper raus. Das geschieht über die Nieren, den Darm, die Lunge und die Haut.

> *Säuren müssen mit Basen neutralisiert werden, da sie ätzende Eigenschaften haben!*

Damit kommen wir nun zum nächsten Problem. Der Körper kann nur eine begrenzte Anzahl an Säuren ausscheiden. Jetzt werden Sie zu Recht fragen und wo bleibt der Rest? Der Rest wird im Körper eingelagert und lässt Krankheiten und optische Alterungserscheinungen entstehen. Diese Reste sind die sogenannten Schlacken, die unseren Organismus zumüllen.

Falten und Cellulite entstehen durch die eingelagerten Schlacken im Bindegewebe. Bluthochdruck, Herzinfarkt und Schlaganfall durch die Schlacken in den Blutgefäßen. Für Arthrose, Arthritis, Rheuma und ähnliches sind die Schlacken in den Gelenken verantwortlich. Nieren-,

Blasen- und Gallensteine entstehen durch die Schlacken in den jeweiligen Organen.

Ist es erst einmal so weit gekommen, ist die Übersäuerung des Körpers bereits chronisch. Von gesund zu chronisch ist es allerdings ein langer Weg. Die Menschen bräuchten nur die Warnzeichen des Körpers zu registrieren. Diese zeigen sich ständig, und richtig gedeutet wüssten sie genau, in welchem Stadium der Übersäuerung sie sich befinden.

Erstes Stadium: Bei der versteckten Übersäuerung sind alle pH-Werte noch unverändert, da die Säuren noch abgepuffert werden können. Die körpereigenen Basendepots leeren sich aber bereits und die ersten Schlacken werden eingelagert. Es treten Beschwerden wie Müdigkeit, Leistungsschwäche, Verdauungsstörungen und schlechte Durchblutung auf. Alle diese Anzeichen werden allerdings auf andere äußere Ursachen geschoben.

Zweites Stadium: Bei der akuten Übersäuerung versucht der Körper verstärkt Säuren und Gifte über die Ausscheidungsmechanismen loszuwerden. Durchfall und Erbrechen zum Beispiel sind Sofortreinigungsmaßnahmen, die der Körper unternimmt. Grippale Infekte, Fieber und Entzündungen gehören ebenfalls in diese Kategorie. Nach jeder Erkältung lösen sich verdichtete Schleimhäute, die Atemwege werden freier und Säuren können so besser über die Atmung ausgeschieden werden. Die akute Übersäuerung ist zeitlich befristet und der Körper kann das Säure-Basen-Gleichgewicht aus eigener Kraft wiederherstellen, sofern die Basenreserven reichen. Treten allerdings immer wieder Krankheiten auf und zeigt das Immunsystem Schwächen, ist der Weg zu einer chronischen Übersäuerung nicht mehr weit. In diesem Stadium ist der extrazelluläre Bereich, das sind die Körperflüssigkeiten außerhalb der Zellen, bereits übersäuert.

Drittes Stadium: Bei der chronischen Übersäuerung verändern sich die pH-Werte, mit Ausnahme dem des Blutes. Das bedeutet, basische Bereiche werden zu sauer und saure Bereiche sind zu wenig sauer oder werden gar basisch. Der Körper kann den Säure-Basen-Haushalt nicht mehr aus eigener Kraft regulieren. Er ist nicht mehr in der Lage, die Säureflut auszuscheiden. Es bleibt ihm nichts anderes übrig, als die verstärkte Schlackeneinlagerung und den damit verbundenen Ablagerungskrankheiten. Natürlich muss der Körper auch weiterhin seine eigenen Reserven angreifen, um die Säuren zu neutralisieren. Je nach persönlicher Veranlagung entstehen Entzündungs-, Entmineralisierungs- und Ausleitungskrankheiten. Im Prinzip wird der Körper von zwei Seiten angegriffen. Die basischen Mineralstoffe werden dem Körper entzogen, welches alleine schon genügend Krankheiten mit sich bringt, und die eingelagerten Schlacken kommen noch hinzu. Zu diesem Zeitpunkt ist auch der intrazelluläre Bereich übersäuert, das heißt, das Zellwasser in der Zelle. Im Übrigen können sich Krebszellen nur in einem sauren Milieu entwickeln, was schon im Jahr 1931 entdeckt wurde. Der Entdecker (Dr. Otto Warburg) hat dafür den Nobelpreis bekommen.

Viertes Stadium: Bei der lokalen Übersäuerung kann der Körper nun auch das Blut nicht mehr säurefrei halten und dessen pH-Wert fällt unter 7,35. Das Blut wird dadurch dicker und kann nicht mehr so leicht vom Herzen durch den Körper gepumpt werden. Die Folgen sind Schlaganfall oder Herzinfarkt. Saure Flüssigkeiten sind trüb und zähflüssig, während basische klar sind und leicht fließen. Deswegen erhalten Infarktpatienten intravenös eine basische Lösung aus Natriumbicarbonat, um den pH-Wert des Blutes wieder auf 7,35 zu bringen.

Fünftes Stadium: Bei der tödlichen Übersäuerung versagen die wichtigsten Organe, die den Säure-Basen-Haushalt regulieren. Dadurch wird jede Zelle mit Säuren überflutet und stirbt sofort ab. Es kommt zum tödlichen Herz- oder Hirninfarkt.

Sie kennen nun die verschiedenen Stadien der Übersäuerung und ich kann mir gut denken, dass viele von Ihnen jetzt sehr erstaunt sind. Sie können die Dinge nun aus einem ganz anderen Blickwinkel betrachten. Mir haben damals gerade die Stadien der Übersäuerung die Augen geöffnet.

> *In welchem Stadium der Übersäuerung haben Sie sich wiedergefunden?*

Eine Sache möchte ich zu diesem Kapitel der Vollständigkeit halber noch erwähnen. Häufig findet sich in der Literatur das Wort "Azidose" und wird mit einer Übersäuerung gleichgesetzt. Ich möchte deshalb noch kurz den Unterschied erklären. Eine Azidose ist, wie eine Übersäuerung, eine Störung im Säure-Basen-Haushalt. Allerdings bedeutet eine Azidose immer, dass der pH-Wert des Blutes unter 7,35 gesunken ist. Das vierte Stadium, die lokale Übersäuerung, ist somit eine Azidose. Bei den Stadien eins bis drei ist der pH-Wert des Blutes im Normalbereich, weswegen hier lediglich von einer Übersäuerung gesprochen werden darf.

Das Gegenteil von einer Azidose ist eine Alkalose und bedeutet, dass der pH-Wert des Blutes über 7,45 gestiegen ist.

> *Mit Basen hat der Körper keine Probleme, nur mit Säuren!*

Wie Sie jetzt wissen, kann der Zustand einer Übersäuerung schon normal sein, allerdings nur bei einer Leiche. Damit Sie nun nicht zu einer solchen werden, kommt jetzt das nächste Kapitel.

Die Entsäuerung des Körpers

Sie haben im vorangegangenen Kapitel erfahren, wie die Säuren in den Körper hineinkommen und vor allem, dass nicht alle wieder hinauskommen. Nun kommt die gute Nachricht. Sie müssen nicht den Rest Ihres Lebens mit Ihren eingelagerten Säuren, die nun Schlacken sind, verbringen. Sie können den eingelagerten Müll wieder loswerden. Sie können sogar fünfzehn Jahre alten Müll loswerden, und Sie werden sich danach auch fünfzehn Jahre jünger fühlen.

Doch wie geht das nun? Es besteht zum Beispiel die Möglichkeit, eine ein- bis dreimonatige Entsäuerungskur zu machen. Beim sogenannten Basen- oder Heilfasten werden für einen bestimmten Zeitraum keine säurebildenden Lebensmittel gegessen. Zusätzlich werden basische Fuß- und auch Vollbäder genommen, da über die Haut viele Säuren ausgeschieden werden. Außerdem lässt sich die Kur noch mit basischen Präparaten unterstützen.

Ich möchte Ihnen dazu folgendes sagen. Ich halte grundsätzlich nichts von „Radikalkuren". Jede Radikalkur kann Komplikationen mit sich bringen. So etwas möchte ich vermeiden, denn jede Umstellung für den Körper, auch wenn sie gut ist, ist eine Umstellung.

Ich möchte Ihnen natürlich nicht von einer Basenkur abraten oder diese gar schlecht reden. Es ist aber so, die ganzen eigelagerten Säuren/Schlacken wollen Ihren Körper verlassen. Plötzlich, schnell, alle auf einmal! Durchfall, Hautausschlag, Erkältung bis zu Bronchitis sind völlig normale Reaktionen, mit denen Sie rechnen müssen.

Denken Sie daran, Ihr Körper ist Schlechtes gewohnt und möchte das Schlechte auch wiederhaben und nicht das Gute. Zum anderen können einige Schlacken nicht so schnell vom Körper abgebaut werden, sondern brauchen eine gewisse Zeit dafür.

Eine weitere wichtige Überlegung für diejenigen, die eine solche Kur machen möchten, ist folgende. Ein bis drei Monate im Prinzip nur Obst und Gemüse. Ja, es gibt auch basische Konjacnudeln und es lässt sich auch mit Erdmandel- oder Mandelmehl etwas Backen. Der Löwenanteil ist und bleibt aber Obst und Gemüse. Respekt demjenigen, der nicht am siebten Tag den Kohlrabi gegen die Fensterscheibe wirft. Kürzere Kuren, also weniger wie einen Monat, bringen gar nichts. Jahrelang die Säuren angefuttert und dann innerhalb von zehn Tagen alles weg. Das kann sich wohl jeder denken, dass das nicht funktioniert.

> **Gewisse Schlacken benötigen Zeit,
> um sich abbauen zu können!**

Und damit wäre ich wieder bei den „Radikalkuren". Die wenigsten Menschen halten Radikalkuren durch und ehe man sich versieht, ist alles wieder wie vorher. Deswegen ist meine Meinung, die Thematik verstehen und nach und nach etwas ändern, sich gewöhnen, ausprobieren. Und dann bleibt man auch dabei, weil es nämlich funktioniert und man wunderbar klarkommt und weil es einem stetig immer bessergeht.

> **Lieber eine langsame Umstellung,
> die bleibt, als eine Radikalkur, die
> man nicht durchhält!**

Nun möchte ich Ihnen mitteilen, wie ich das gemacht habe. Ich habe als erstes angefangen, nur noch stilles Mineralwasser zu trinken und keines mehr mit Kohlensäure. Zu allen säurebildenden Lebensmitteln habe ich auch basische gegessen, so dass der Körper gleich die basischen Mineralstoffe mitbekam, um die Säuren neutralisieren zu können. Im Klartext heißt das, zu den Frühstücksbrötchen Tomaten und grüne Gurke. Zum Mittagessen ist es einfacher, da Kartoffeln und Gemüse basisch sind, lässt sich dieses ganz gut kombinieren. Nachmittags habe ich mir angewöhnt Obst zu essen und zwar reichlich. Und zum Abendbrot immer Salat mit dazu. Ich habe keinerlei Fertigprodukte mehr gekauft und weniger Süßigkeiten und Kuchen gegessen. Nicht zu vergessen, wenig Fleisch und wenig Milchprodukte. Käse esse ich in geringen Mengen noch heute, aber Milch trinken und Joghurt essen ist schon lange vorbei.

Ja, und das war es am Anfang. Überhaupt keine riesengroßen Veränderungen und dennoch schon große Wirkungen. Ich fühlte mich viel fitter und ausgeglichener. Meine morgens schmerzenden Hände und Ellenbogen taten nicht mehr weh. Die ständigen Kopfschmerzen waren verschwunden. Meine Cellulite an den Oberschenkeln wurde erheblich besser und die Beine wurden dünner. Es war erstaunlich und beeindruckend, besonders auch die positiven Verbesserungen was die schwere Arthrose meines Mannes anging, der natürlich alles mitgemacht hat. Selbstverständlich haben wir auch beide an Gewicht verloren. Ich war zwar schon immer schlank, aber die Oberschenkel wurden mit der Zeit immer dicker und die Proportionen passten nicht mehr. Bei meinem Mann war der Bauch die nicht mehr passende Proportion.

Da sich Schlacken liebend gerne im Bindegewebe einlagern ist es natürlich klar, dass man abnimmt, wenn man seine Schlacken loswird. Außerdem funktioniert der gesamte Stoffwechsel zunehmend besser, so dass man entweder plötzlich mehr essen kann oder eben an Gewicht verliert, wenn man abnehmen möchte.

> ***Bauen sich die Schlacken ab, reduziert sich auch das Gewicht!***

Nun erzähle ich Ihnen aber weiter von meinen Erfahrungen. Die nächste Maßnahme war, kein Weizen mehr zu essen, sondern nur noch Dinkel. Es traten weitere körperliche Veränderungen auf. Mein „eigentlich niedriger" Blutdruck, der mittlerweile aber schon bei 130/80 angekommen war, festigte sich wieder auf seinen Ursprungswert von 105/65. Mein Mann konnte sich von seinen täglichen zwei Bluthochdrucktabletten endlich verabschieden. Er hat seitdem den sogenannten Idealblutdruck von 120/80. Die weiteren Veränderungen waren eine super Verdauung, keine Schlafstörungen und keine Erkältung oder andere Krankheiten mehr. Ich bin von Natur aus ein eher nervöser Mensch und selbst meine Nerven wurden wesentlich besser.

Mein Mann und ich sind mittlerweile unsere 20 Jahre alten Säuren/Schlacken losgeworden und genauso fühlen wir uns auch, körperlich und geistig. Zu den vorgenannten Veränderungen sind noch viele tolle dazu gekommen. Bei mir sind Alterswarzen weggegangen und auch Leberflecken, die im Laufe der Jahre immer mehr geworden waren. Überhaupt unser ganzes Hautbild ist viel faltenfreier und jünger geworden. Meine Sehkraft hat sich wieder so gebessert, dass ich einer Brille gerade so entkommen bin. Ich kann wieder die kleinsten Buchstaben lesen und sehe zum Ärger meines Mannes jeden Fussel und jeden Fleck. Denn die Schlacken lagern sich auch in die feinen Gefäße der Augennetzhaut.

Ich litt immer unter extremen Haarausfall und habe mit nichts, aber auch gar nichts eine Verbesserung erzielen können. Der Haarausfall ist vorbei und färben brauche ich meine dunkelbraunen Haare immer noch nicht, obwohl ich schon 50 bin. Mein Mann hat auch noch volle dunkle Haare und ist bereits 55. Es sind noch so viele Dinge passiert, Fußpilz und Nagelpilz sind weggegangen, überhaupt das Wachstum der Nägel, kein Vergleich. Nicht mehr wellig, total fest, kein Abbrechen mehr. Ich hatte ständig geschwollene Beine, zu viel Wasser, alles weg. Krank werden wir nun gar nicht mehr, noch nicht einmal ein Kratzen im Hals. Manchmal ist es direkt unheimlich, aber toll.

Das größte Geschenk für uns war aber, dass mein Mann seine schwere Kniearthrose besiegt hat. Vor der Ernährungsumstellung sollte er ein künstliches Kniegelenk bekommen. Zum Glück hat er diese Operation nicht machen lassen. Das Thema ist nun Geschichte und er braucht noch nicht einmal mehr Tabletten, da er wieder schmerzfrei ist. Ja, es ist schon mehr als sagenhaft, was man erreichen kann.

Damit wir das alles erreichen konnten, haben wir noch unterstützende Maßnahmen wie die Sango Meeres Koralle, Weizengraspulver und Superfoods in unsere Ernährung integriert. In dem Kapitel „Superfoods und mehr" stelle ich Ihnen diese Sachen vor. Außerdem lässt sich mit den Schüßler Salzen eine Entsäuerung/Entschlackung/Entgiftung gut unterstützen, was ich Ihnen in dem Kapitel „Schüßler Salze" erklären werde.

Ein basisches Frühstück ist auch besonders hilfreich, deswegen habe ich Ihnen einen Vorschlag dafür in die „Schritt-für-Schritt-Anleitung" integriert. Dieser steht ganz am Ende der Anleitung, weil viele gerade zu Anfang Schwierigkeiten haben, auf ihr „normales" Frühstück zu verzichten.

> *Mit ein wenig Geduld werden Sie sogar Ihre 20 Jahre alten Schlacken los!*

Wenn Sie nun wissen möchten wie sauer Sie sind, haben Sie die Möglichkeit, sich geeignete Teststreifen rezeptfrei in der Apotheke zu holen. Mit diesen Streifen wird der pH-Wert im Urin bestimmt. Achten Sie darauf, dass der pH-Bereich von 5,6 bis 8,0 abgedeckt ist.

Die Handhabung der Teststreifen ist unterschiedlich, deshalb müssen Sie auf die Anwendungshinweise in der Packungsbeilage achten. Die Messungen sollten über mehrere Tage (ca. 5-7) erfolgen, damit man aussagekräftige Werte erhält. Es sollte am Tag mindestens dreimal, am besten fünf- bis sechsmal gemessen werden. Nach den Mahlzeiten sollte eine Zeitspanne von 2 Stunden bis zur nächsten Messung eingehalten werden.

Der pH-Wert des Urins ist abhängig von der Tageszeit, dem seelischen Befinden und der Nahrung. Eiweißreiche Lebensmittel liefern sauren, Obst und Gemüse basischen Urin.

Da besonders in der zweiten Nachthälfte die Ausscheidung der Säuren und Gifte auf Hochtouren läuft ist es richtig, dass der Morgen-Urin leicht sauer ist. Die Messungen sollten immer Schwankungen aufweisen, d.h. morgens liegt der pH-Wert im sauren Bereich, mittags wird er basisch, zum Nachmittag wieder leicht sauer und am Abend liegt er wieder im basischen Bereich. Die Schwankungen sind der Beweis dafür, dass der Körper die Säure-Basen-Regulation im Griff hat. So liegen die gesunden Werte morgens zwischen 6,2 und 6,8 und abends zwischen 6,8 und 7,4.

Ich muss allerdings sagen, Teststreifen hin oder her, orientieren Sie sich lieber an Ihren Veränderungen, die Sie erleben werden. Denn die Teststreifen sagen Ihnen nicht, wie viele alte Schlacken noch in Ihnen wohnen.

Verlassen Sie sich nicht auf irgendwelche Teststreifen, sondern erleben Sie Ihre Veränderungen!

An dieser Stelle möchte ich noch etwas zum Thema frisches Obst anmerken. Ich höre immer wieder von Leuten die sagen, sie vertragen kein frisches Obst oder frisches Gemüse. Wie Sie im vorangegangenen Kapitel gelesen haben, sind bei der chronischen Übersäuerung die pH-Werte verschoben. So auch häufig der im Magen und der im Darm. Wen wundert es da, dass kein frisches Obst und Gemüse mehr vertragen wird.

In den meisten Fällen ist es beim Obst allerdings das Problem, dass die Menschen dieses nach einer Mahlzeit essen. Das ist falsch! Obst muss immer auf nüchternen Magen gegessen werden. Nur so kann es sofort im Magen verarbeitet werden und in den Verdauungstrakt gelangen. Die Vitamine werden vom Körper richtig aufgenommen und Blähungen gehören der Vergangenheit an. Jegliche Nahrung, die wir zu uns nehmen, wird immer in der Reihenfolge verdaut, wie wir sie gegessen haben. Wird Obst während oder am Ende einer Mahlzeit gegessen, hat es bereits angefangen zu gären, wenn es an die Reihe kommt, um verarbeitet zu werden.

Eine Sache möchte ich dazu noch erwähnen und zwar die Fructose-Intoleranz (Fruchtzucker-Unverträglichkeit). In wenigen Fällen ist diese Unverträglichkeit vererbt. In den meisten Fällen ist sie im Laufe des Lebens erworben. Solche Menschen vertragen kein oder nur wenig Obst und auch nicht auf nüchternen Magen. Die Frage ist allerdings, die sich diese Menschen stellen müssen, woran liegt es, dass sie sich diese Unverträglichkeit erworben haben? Für vererben kann keiner etwas, aber die mit der Erworbenen haben in sehr vielen Fällen eine nicht intakte Darmflora, womit wir wieder bei den pH-Werten wären und sollten zuerst an dieser Stelle ansetzten.

In diesen Fällen ist es ratsam, sich Obstsorten mit wenig Fruchtzucker auszusuchen, die zudem einen höheren Glucose- wie Fructoseanteil haben, denn dann ist die Verträglichkeit auch besser. Und sehr hilfreich ist es natürlich, keine Obstsäfte zu trinken und keinen Haushaltszucker zu essen.

Die Mineralstoffe

Kommen wir nun zu den Mineralstoffen, die der Körper täglich braucht, um die Säuren neutralisieren zu können.

Mineralstoffe sind anorganische Nährstoffe und werden unterteilt in Mengen- und Spurenelemente. Der Unterschied ist ganz einfach und der Name sagt es schon aus. Mengenelemente kommen im Körper in großer Konzentration vor und müssen dem Körper auch in großen Mengen zugeführt werden. Spurenelemente sind das Gegenteil. Sie kommen in kleinen Mengen im Körper vor und müssen demzufolge auch nur in kleinen Mengen zugeführt werden. Die Begriffe Mineralstoffe und Spurenelemente werden häufig in einem Atemzug genannt, sind aber so nicht korrekt ausgedrückt. Es gibt nur Mineralstoffe, oder halt Mengen- und Spurenelemente.

Mineralstoffe werden unterteilt in Mengen- und Spurenelemente!

Nachfolgend habe ich Ihnen eine Tabelle mit den essentiellen (lebensnotwendigen) Mineralstoffen erstellt. Wie Sie sehen, gibt es basische und saure Mineralstoffe:

Mengen-elemente	Spuren-elemente	Basisch	Sauer
Calcium		•	
Chlorid			•
	Cobalt	•	
	Eisen	•	
	Jod		•
Kalium		•	
	Kupfer	•	
Magne-sium		•	
	Mangan	•	
	Molybdän	•	
Natrium		•	
Phosphor			•
Schwefel			•
	Selen	•	
	Silicium		•
	Zink	•	

Sie kennen nun die essentiellen Mineralstoffe. Interessant ist jetzt natürlich der Tagesbedarf und was diese im Körper bewirken.

Der nachfolgende Tagesbedarf bezieht sich auf Erwachsene und differenziert je nach Geschlecht, Gewicht und Alter. Kinder, Jugendliche, Schwangere und Stillende haben oftmals einen anderen Tagesbedarf:

Calcium / 1000 mg: Aufbau und Erhaltung von Knochen und Zähnen; Erregung von Muskeln und Nerven; Unterstützung der Blutgerinnung

Chlorid / 2300 mg: Bildung der Salzsäure im Magen, die für die Verdauung der Nahrung notwendig ist; reguliert den Wasserhaushalt

Cobalt / 3 µg*: Bildung von roten Blutkörperchen; Erhaltung des Nervengewebes

Eisen / 10-15 mg: Blutbildung; Sauerstoffversorgung im Blut; Bildung von Hämoglobin

Jod / 180-200 µg: Bildung von Schilddrüsenhormonen; Regulation Stoffwechsel und Körpertemperatur

Kalium / 4000 mg: Regulierung des Wasserhaushalts der Zellen; Verwertung der Kohlenhydrate; Proteinaufbau; Regulierung des Blutdrucks

Kupfer / 1-1,5 mg: unterstützt die Bildung roter Blutkörperchen; Unterstützung des Nerven- und Immunsystems; Bestandteil der Abwehrzellen; sorgt für normale Haar- und Hautpigmentierung

Magnesium / 300-350 mg: Energiebereitstellung; unterstützt den Aufbau der Muskeln und Knochen; Regulierung des Blutdrucks; beugt Krämpfen vor; senkt den Cholesterinspiegel

Mangan / 2-5 mg: Energieproduktion; Regulierung des Blutzuckers; schützt vor freien Radikalen (zellschädigende Moleküle)

Molybdän / 50-100 µg: Zuständig für die Eiweißbildung; unterstützt die Bildung von Harnsäure

Natrium / 1500 mg: reguliert den Wasserhaushalt; unterstützt die Aufnahme von Zucker und Aminosäuren

Phosphor / 700 mg: Erhaltung von Knochen und Zähnen; Energiegewinnung und -verwertung

Schwefel / 900 mg*: unterstützt Eiweißproduktion; Energieversorgung; Aufbau von Haaren, Nägeln und Haut

Selen / 60-70 µg: Gewebeelastizität; schützt vor freien Radikalen

Silizium / 30-200 mg*: Erhaltung von Knochen, Knorpeln, Haaren, Zähnen, Nägeln und Bindegewebe

Zink / 7-10 mg: Stärkung des Immunsystems; Insulinspeicherung; Wundheilung; Wachstum

*es gibt nur inoffizielle und keine offiziellen Angaben über den Tagesbedarf

Sie sehen, wie wichtig Mineralstoffe für unseren Körper sind. Die meisten Menschen führen dem Körper gerade die basischen Mineralstoffe nicht in ausreichender Menge zu. Der Körper braucht sie aber, gerade die basischen zum Neutralisieren der Säuren.

Bekommt der Körper nun keine basischen Mineralstoffe mit der Nahrung, dann bleibt ihm nichts anderes übrig, als an die körpereigenen Reserven zu gehen. Der Körper will ja überleben, also muss er reagieren. Er weiß zum Beispiel genau, auf dem Haarboden lagern viele schnell verfügbare notwendige Mineralstoffe. Haare sind zwar schön, zum Überleben aber unwichtig. Das Blut, welches in uns fließt, muss basisch sein, sonst sterben wir.

Der Körper ist nicht dumm, entweder Haare oder Blut. Doch was hat ein Toter von einer vollen Haarpracht? Genau das denkt sich der Körper, deswegen räubert er überall dort, wo es für ihn nicht lebensbedrohlich wird.

Zumindest kurzfristig gesehen. Zähne, Knochen und Knorpel zum Beispiel sind perfekte Calciumreserven. Aus den Blutgefäßen und Organen können auch prima Mineralstoffe geholt werden. Wo genau der Körper als erstes angreift, ist natürlich eine Sache der persönlichen Gene. Aber ist eine Quelle leergeräubert, dann geht es an die nächste.

Die lieben Gene sind bei den Menschen verschieden, diese Tatsache ist jedem bekannt. Ihnen ist aber jetzt sicher klargeworden, dass es keinen genetisch bedingten Haarausfall, Bluthochdruck, Herzschwäche, Arthrose oder Sonstiges gibt. Das einzige was es gibt, ist die Veranlagung für Schwachstellen, die jeder hat und die bei jedem woanders sind. Versorge ich meinen Körper aber mit dem, was er braucht, merke ich auch von den Schwachstellen nichts oder nur sehr wenig. Ausgenommen sind natürlich Menschen mit genetischen Defekten, aber davon spreche ich an dieser Stelle auch nicht.

> *Fehlende Mineralstoffe bedeuten für den Körper, der Alterungs- und Krankheitsprozess hat begonnen!*

Hat der Prozess nun begonnen, gäbe es natürlich auch für jedes Leiden eine Pille. Sind die Blutgefäße verschlackt, gibt es Bluthochdrucktabletten. Oder man nimmt gleich Blutverdünner und die nächste Currywurst kann kommen. Nierensteine, Gallensteine, Blasensteine lassen sich doch wegmachen. Blöd ist es allerdings, wenn man plötzlich an die Dialyse muss oder einen künstlichen Ausgang braucht. Ansonsten hat ein Krankenhaus viele Ersatzteile auf Lager. Wofür es allerdings noch keine richtigen Mittel gibt, ist die Demenz, die auch durch Übersäuerung/Verschlackung entsteht. Aber irgendwann gibt es auch die. Die Arztpraxen sind brechend voll, der Pharmaindustrie geht es blendend, und ich war jetzt mal ein bisschen krass.

Eine große Auswahl von Lebensmitteln, in denen diese Mineralstoffe zu finden sind, habe ich Ihnen nachfolgend aufgelistet, so dass sich der Tagesbedarf problemlos decken lässt. Lassen Sie sich von manchen Zahlen nicht irritieren, denn es kommt immer auf das Gewicht an, was man vom dem jeweiligen Produkt normalerweise zu sich nimmt. Die Tagesdosis von der Sango Meeres Koralle zum Beispiel beträgt 2,4 g, während eine Tagesdosis Obst locker 400 g sein können. Allein eine normale Banane ohne Schale wiegt ca. 120 g und zwei abgepellte Mandarinen schon 150 g.

Die aufgelisteten Lebensmittel stehen im Einklang mit der überwiegend basischen Ernährung mit guten Säurebildnern. Wenn zum Beispiel nur Gemüse oder Obst steht, habe ich die Highlights weggelassen und von dem Rest einen Durchschnitt errechnet. Die mit einem Sternchen* versehenen Produkte sind bei den Superfoods erklärt. Der Tagesbedarf steht jeweils noch einmal dabei und die Angaben beziehen sich immer auf 100 g:

Calcium / 1000 mg

Sango Meeres Koralle* 23500 mg / Sesam 738 mg / Weizengraspulver* 320 mg / Mandeln 250 mg / Lupineneiweiß* 210 mg / Grünkohl 196 mg / Hanfsamen* 190 mg / Spinat 121 mg / Fenchel 109 mg / Brokkoli 109 mg / Gemüse 40 mg / Obst 33 mg

Chlorid / 2300 mg

Salz 60000 mg

Cobalt / 3 µg

Da es keine offiziellen Angaben über den Tagesbedarf gibt, liegen auch keine genauen Angaben über den Cobaltgehalt in Lebensmitteln vor. Alle Lebensmittel mit Vitamin B12 enthalten auch Cobalt.

Eisen / 10 – 15 mg

Weizengraspulver* 37,0 mg / Dinkelvollkornmehl 9,68 mg / Hirse 9,0 mg / Hülsenfrüchte 6,3 mg / Haferflocken 5,4 mg / Lupineneiweiß* 4,0 mg / Ei 2,1 mg / Gemüse 1,0 mg / Obst 0,6 mg

Jod / 180 – 200 µg

Sango Meeres Koralle* 700 µg / Schellfisch 243 µg / Seelachs 200 µg / Kabeljau 155 µg / Krabben 130 µg / Garnelen 130 µg / Rotbarsch 105 µg / Hummer 100 µg / Alaska Seelachs 100 µg / Lachs 34 µg

Kalium / 4000 mg

Weizengraspulver* 2757 mg / Hülsenfrüchte 1020 mg / Hanfsamen* 860 mg / Lupineneiweiß* 850 mg / Kartoffeln 411 mg / Dinkelvollkornmehl 407 mg / Bananen 382 mg / Fisch 350 mg / Gemüse 300 mg / Obst 220 mg

Kupfer / 1 – 1,5 mg

Cashewkerne 3,7 mg / Haselnüsse 1,3 mg / Krabben 1,1 mg / Hirse 0,85 mg / Linsen 0,74 mg / Weizengraspulver* 0,67 mg / Haferflocken 0,53 mg / Lupineneiweiß* 0,5 mg / Dinkelvollkornmehl 0,46 mg / Gemüse 0,1 mg / Obst 0,1 mg

Magnesium / 300 – 350 mg

Sango Meeres Koralle* 11000 mg / Hanfsamen* 470 mg / Hirse 170 mg / Mandeln 170 mg / Lupineneiweiß* 170 mg / Haferflocken 137 mg / Hülsenfrüchte 130 mg / Dinkelvollkornmehl 109 mg / Bananen 36 mg / Gemüse 24 mg / Obst 15 mg

Mangan / 2 – 5 mg

Weizengraspulver* 6,16 mg / Haselnüsse 5,7 mg / Haferflocken 4,5 mg / Heidelbeeren 4,2 mg / Dinkelvollkornmehl 3,3 mg / Amaranth 3,0 mg / Lupineneiweiß* 2,2 mg / Reis 2,1 mg / Linsen 1,49 mg / Mandeln 1,9 mg / Brombeeren 0,89 mg / Obst 0,24 mg / Gemüse 0,15 mg

Molybdän / 50 – 100 µg

Buchweizen 485 µg / Rotkohl 127 µg / Kakaopulver 73 µg / Knoblauch 70 µg / Erbsen 70 µg / Spinat 53 µg / Zander 51 µg / Schnittbohnen 43 µg / Erdnüsse 43 µg / Honigmelone 34 µg / Reis 31 µg / Roggenmehl 30 µg / Zwiebeln 32 µg / Ei 14 µg / Cashewkerne 10 µg / Möhren 8 µg

Natrium / 1500 mg

Salz 38850 mg

Phosphor / 700 mg

Haferflocken 436 mg / Hülsenfrüchte 400 mg / Reis 325 mg / Hirse 300 mg / Seelachs 300 mg / Lupineneiweiß* 290 mg / Dinkelvollkornmehl 286 mg / Fisch 240 mg / Roggenmehl 196 mg / Gemüse 55 mg / Obst 30 mg

Schwefel / 900 mg

Erdnüsse 395 mg / Kabeljau 252 mg / Sesam 230 mg / Makrele 211 mg / Haferflocken 200 mg / Lachs 180 mg / Ei 180 mg / Nüsse 160 mg / Mohn 150 mg / Hirse 140 mg / Roggenmehl 140 mg / Dinkelvollkornmehl 58 mg / Weißkohl 54 mg / Zwiebeln 50 mg / Kartoffeln 33 mg

Selen / 60 – 70 µg

Kokosnüsse 810 µg / Bückling 140 µg / Paranüsse 100 µg / Fisch 45 µg / Ei 20 µg / Weizengraspulver 18 µg / Rosenkohl 18 µg / Lupineneiweiß* 12 µg / Reis 11 µg / Haferflocken 10 µg / Kokosöl, Hirse und Sesam sind ebenfalls sehr selenhaltig, es finden sich jedoch keine genauen Zahlen

Silicium / 30 – 200 mg

Hirse 400 mg / Hafer 400 mg / Kartoffeln 60 mg / Erdnüsse 50 mg / Ei 30 mg / Haferflocken 11 mg

Zink / 7 – 10 mg

Haferflocken 4,06 mg / Paranüsse 4,0 mg / Linsen 3,73 mg / Lupineneiweiß* 3,5 mg / Dinkelvollkornmehl 3,36 mg / Nüsse 2,6 mg / Roggenmehl 2,42 mg / Weizengras-pulver* 1,84 mg / Hirse 1,8 mg / Reis 1,52 mg / Ei 1,35 mg / Fisch 1,0 mg / Gemüse 0,4 mg / Kartoffeln 0,32 mg / Obst 0,11 mg

Mineralstoffe sind hitzebeständig und können somit beim Kochen nicht zerstört werden. Wird allerdings beim Kochen viel Wasser verwendet, geht ein Teil der Mineralstoffe ins Kochwasser über. Deswegen besser dünsten, dämpfen, das Kochwasser weiterverarbeiten und am besten so viel wie möglich roh essen.

Zu zwei Mineralstoffen möchte ich Ihnen noch ein paar Erklärungen liefern:

Chlorid: Den Hauptbestandteil liefert das tägliche Salz, wobei 4 g Salz die Tagesdosis bereits decken. Alle Le-bensmittel, die gesalzen sind, enthalten Chlorid, deswe-gen ist es ganz wichtig, auch auf das versteckte Salz zu achten. Dass in Wurst und Käse viel Salz ist, wissen die Meisten sicherlich, aber selbst ein einfacher Brühwürfel aus dem Reformhaus enthält auch locker über 5 g Salz.

Der durchschnittliche tägliche Salzkonsum eines Erwachsenen beträgt zwischen 8-10 g. Eindeutig zu viel, aber auch zu wenig ist nicht gesund. Der Magen kann nicht mehr genügend Salzsäure produzieren und der Wasserhaushalt funktioniert auch nicht mehr richtig, wenn Salz fehlt.

Salz ist nötig, gesund und schmeckt. Die einzigen Dinge, die am Salz schlecht sind, ist das Zuviel und das industriell hergestellte Kochsalz. Genau das, welches im Supermarkt für unter einem Euro im Regal steht. In dem Kapitel „Superfoods und mehr" stelle ich Ihnen die Natursalze vor und erkläre den gravierenden Unterschied zum herkömmlichen Kochsalz.

Jedes Salz, auch die Natursalze, bestehen aus Natriumchlorid, deswegen entsprechen 4 g Salz auch gleichzeitig dem täglichen Natriumbedarf.

Jod: Den täglichen Jodbedarf zu decken, ist nicht so einfach. Die Sango Meeres Koralle hat auf den ersten Blick viel Jod, allerdings ist die Tagesdosis sehr gering. Da diese auch nicht überschritten werden darf, ist die Koralle zwar der perfekte Calcium- und Magnesiumlieferant, aber für das komplette Jod reicht sie nicht aus.

Seinen Jodbedarf mit Fischen zu decken bedeutet zum einen zu viel tierisches Eiweiß und zum anderen sind viele Fische sehr jodarm. Eine weitere Methode wäre der Verzehr von Meeresalgen. Hierbei ist es ganz wichtig darauf zu achten, wie hoch der Jodgehalt der jeweiligen Alge ist. Die Spannweite reicht nämlich von fast gar nichts bis zu so viel, dass es für einen Europäer gefährlich werden kann. Für Asiaten kein Problem, überschüssiges Jod wird bei ihnen ausgeschieden. Europäische Schilddrüsen sind darauf trainiert Jod zu sammeln, deswegen sind nicht nur die richtigen Sorten wichtig. Es kommt auch darauf an, ob sie frisch oder getrocknet sind. Getrocknete können je nach Sorte bis zu 1.100.000 µg Jod auf 100 g enthalten, das wäre bei einem Gramm Alge 11.000 µg Jod, der Bedarf für 55 Tage.

Algen sind gesund ohne Frage, aber achten Sie beim Kauf auf die Jodangabe. Es gibt auch Jodtabletten, die aus getrockneten Algen bestehen. Wir haben uns für diese Methode entschieden, da wir keine Algen mögen und so auch die gleichmäßige und vor allem nicht überdosierte Jodversorgung gewährleistet ist. An dieser Stelle kann ich aus Erfahrung sagen, die Tagesdosis von 200 µg benötigen wir bei weitem nicht. Vielleicht liegt es an dem guten Jod, vielleicht ist die empfohlene Tagesmenge einfach zu hoch oder beides.

Von herkömmlichen Jodtabletten und jodiertem Speisesalz kann ich nur dringend abraten. Künstlich zugesetztes Jod wird aus Industrieabfällen gewonnen. Wieso Industrieabfälle, was hat die Industrie damit zu tun? Jod wird zur Herstellung von Röntgenkontrastmittel, Katalysatoren, Druckerfarben, Desinfektionsmittel und vieles mehr benötigt. Da die Gewinnung von Jod sehr teuer ist, wird das Jod aus den Industrieabfällen wieder recycelt und an die Salzhersteller verkauft. Dieses künstliche Jod kommt ins Salz und so ist es in vielen Lebensmitteln enthalten, die gesalzen sind. Womit wir wieder bei den versteckten Salzen wären, deswegen ist auch von dieser Seite her Vorsicht bei gesalzenen Lebensmitteln geboten.

Dieses künstliche Jod ist für unseren Körper ein Fremdstoff, weil es so ein Jod in der Natur nicht gibt. Während der Körper versucht dieses Gift wieder auszuscheiden fehlt der Schilddrüse Jod, obwohl wir dachten, wir hätten es gerade genommen. Das Jod in der Sango Meeres Koralle, in Fischen und in Algen ist das natürliche Jod, weil es aus der Natur kommt, und so kann es der Körper auch verwerten.

Superfoods und mehr

Sie können Ihren Entsäuerungs- und Entgiftungsprozess auch mit natürlichen und sehr gesunden Produkten sinnvoll unterstützen. Ich möchte Ihnen diese jetzt vorstellen, wovon einige davon Superfoods sind.

Superfood bedeutet, dass diese Produkte eine extrem hohe Nähr- und Vitalstoffdichte aufzeigen und daher eine ungewöhnliche Vielzahl an positiven Eigenschaften für die Gesundheit haben. Eine hohe Nähr- und Vitalstoffdichte bedeutet, dass das jeweilige Produkt extrem viele Mineralstoffe, Fettsäuren, Aminosäuren, Vitamine, Ballaststoffe, Antioxidantien, Enzyme und sekundäre Pflanzenstoffe in unterschiedlichen Zusammensetzungen hat. Deswegen reichen bereits geringe Verzehrmengen aus, um einen positiven Effekt zu erzielen.

Gojibeeren

Beginnen wir mit der Königin aller Superfoods, den Gojibeeren. Diese spielen bereits seit mehreren Jahrtausenden eine wichtige Rolle in der traditionellen chinesischen Medizin. In China werden Gojibeeren-Präparate bei Krebserkrankungen parallel zur Chemotherapie eingesetzt. Auch bei uns weiß man mittlerweile um die positiven Wirkungen der kleinen Beere, deren Heimat in China und der Mongolei liegt.

Gojibeeren stärken das Immunsystem, bauen die Darmflora auf, helfen bei chronischen Entzündungen, unterstützen die Entgiftung des Körpers und verbessern und schützen die Sehkraft.

Gojibeeren schmecken süß und sind als getrocknete Beeren, in Pulverform oder als gepresster Saft im Internet, im Reformhaus, in Bio-Läden, im Drogeriemarkt und teilweise schon im Supermarkt erhältlich.

Grapefruitkernextrakt

Das Grapefruitkernextrakt ist ein hoch konzentrierter rein pflanzlicher Extrakt, der aus den Schalen und Kernen der Grapefruit gewonnen wird. Es ist ein natürliches Antibiotikum, wogegen Bakterien keine Resistenzen bilden können. Grapefruitkernextrakt, kurz GKE genannt, verfügt über eine viel komplexere Struktur als herkömmliche Antibiotika, so dass Bakterien nicht in der Lage sind, sich dem GKE anzupassen. Auch in hohen Dosen ist es ungiftig, wirkt außerdem auch gegen Viren und Pilze und greift wie herkömmliche Antibiotika die Darmflora nicht an. Vorsicht ist nur für Menschen mit einer Zitrusfrucht-Allergie geboten. Ansonsten kann das Grapefruitkernextrakt innerlich und äußerlich angewendet werden. Es hat einen niedrigen pH-Wert von 2-3, wird aber basisch verstoffwechselt und obendrein nur hoch verdünnt mit Wasser angewandt.

Eine gute Übersicht über die vielfältigen Einsatzgebiete und die Anwendungshinweise finden sie zum Beispiel auf der Internetseite www.grapefruitkern-extrakt.com im Inhaltsverzeichnis.

GKE bekommen Sie nicht nur in der Apotheke, sondern auch bei verschiedenen Internetanbietern. Aufgrund der Vielzahl sollten Sie beim Kauf unbedingt darauf achten, dass der Anteil an Bioflavonoiden sehr hoch und das Extrakt frei von Zusatzstoffen ist.

Hanfsamen

Das nächste Superfood sind die Hanfsamen, aber keine Angst, „high" wird man davon nicht. Es handelt sich hierbei um Nutzhanf, also eine Hanfsorte, die keine berauschenden Wirkstoffe enthält.

Hanfsamen gehörten bereits bei vielen Urvölkern in China, Indien, Ägypten und Nord- und Südamerika zu den wichtigsten Grundnahrungsmitteln. Sie haben ein optimales Aminosäureprofil, denn sie enthalten alle acht essentiellen Aminosäuren in einem perfekten Verhältnis. Interessant ist, dass das Hanfprotein dem menschlichen Protein so sehr ähnelt, dass der Organismus sofort körpereigenes Eiweiß daraus herstellen kann. Wie im Hanföl ist auch in den Hanfsamen das Omega-6- zu Omega-3-Verhältnis perfekt. Und da sie ein Superfood sind, enthalten sie natürlich auch noch jede Menge Nähr- und Vitalstoffe.

Die Hanfsamen erhalten sie überall dort, wo sie auch die Gojibeeren bekommen. Sie schmecken nussig, eignen sich zum Rohverzehr aber auch gut zum Backen.

Kokosblütenzucker

Bekannt geworden ist er, weil er einen so niedrigen glykämischen Index hat, dass er sogar für Diabetiker geeignet ist. Lebensmittel mit einem hohem glykämischen Index verursachen einen Anstieg des Blutzuckerspiegels innerhalb kürzester Zeit und einen anschließenden starken Abfall des selbigen. Das wiederum führt zu erneutem Hunger und damit zwangsläufig zu einer Gewichtszunahme, wie das bei normalen Haushaltszucker der Fall ist.

Kokosblütenzucker wird aus dem Nektar der Blütenknospe einer bestimmten Kokospalmenart hergestellt und ist obendrein noch reich an Mineralstoffen.

Kokosblütenzucker ist braun, schmeckt leicht süß nach Karamell und hat eine kräftige Note. Für Salate ist er genauso geeignet wie zum Backen, Kochen und Karamellisieren. Mittlerweile ist er auch als Sirup erhältlich und zwar fast überall dort, wo es Lebensmittel gibt.

Konjac-Nudeln

Die einzigen basischen Nudeln die es gibt, sind die aus dem Mehl der Konjac-Wurzel. Sie sind absolut geschmacksneutral, kein bisschen nach „Cognac" und riechen beim Auspacken fürchterlich. Der Geruch erinnert mich immer an eine Mörtelmischung, die man zum Mauern braucht. Der Geruch verflüchtigt sich natürlich und wir essen die Nudeln immer mit Soße. Und ist die Soße lecker, sind es die Nudeln auch, weil sie ja nach nichts schmecken. Das Sensationelle an diesen Nudeln sind die 10 Kalorien auf 100g, kein Fett, keine Kohlenhydrate, kein Eiweiß, dafür aber reich an Ballaststoffen. Des Weiteren sind sie glutenfrei, haben einen glykämischen Index von Null, machen satt und sind in ein paar Minuten zubereitet.

Konjac ist ein asiatisches Wurzelgemüse, welches dort schon seit Jahrhunderten verzehrt wird. Mittlerweile gibt es Konjac-Nudeln, die an die europäischen Standards angepasst und geruchsneutral sind. Diese werden Kajnok genannt, während die Riechenden die Shirataki sind.

Erhältlich sind diese Nudeln auf jeden Fall im Internet, wobei es die Kajnok meines Wissens nur von einem Anbieter gibt, der diese in verschiedenen Online-Supermärkten vertreibt. Bei den Shirataki gibt es viele Anbieter, demzufolge aber auch Qualitätsunterschiede, wie wir es selber schon festgestellt haben. Die Kajnok haben wir noch nicht probiert.

Es gibt unterschiedliche Nudelformen und auch Konjac-Reis. Der Reis ist aber identisch mit den Nudeln, hat halt nur eine Reisform.

Lupinenprotein

Von vielen werden die hübschen Blumen bereits als Superfood bezeichnet. Während die wildwachsenden Lupinenpflanzen giftig sind, sind die speziell gezüchteten Süßlupinen für den Verzehr, da sie frei von den giftigen Alkaloiden sind. Da die Lupine ein tiefes Wurzelwerk bildet, ist kein Einsatz von Düngemitteln nötig. Zudem eine Pflanze die nicht aus weiter Ferne kommt, sondern auch bei uns in Deutschland wächst. Die Lupinen gehören zur Gattung der Hülsenfrüchte und aus ihren Samen lässt sich glutenfreies Mehl herstellen, welches vielseitig in der Küche einsetzbar ist. Es gibt sie auch geröstet als Kaffee (Lupinenkaffee), zu Lupinentofu verarbeitet (Lopino), Lupinenmilch, in getrockneter Form (Tirmis) oder eingelegt in Salzlake.

Das einzigartige an der Lupine ist der enorm hohe Eiweißgehalt und ein vollständiges Aminosäureprofil. Sie enthält nicht nur alle acht essentiellen Aminosäuren, sondern auch noch die zwölf nicht essentiellen.

Das Eiweiß ist basisch, was daran liegt, dass die Lupine arm an Harnsäure produzierenden Purinen ist.

Für uns absolut unentbehrlich, denn alle anderen guten Eiweißquellen sind säurebildend. Das Lupinenprotein ist somit die einzige **basische** Eiweißquelle mit einem vollständigen Aminosäureprofil. Die biologische Wertigkeit liegt obendrein bei ca. 85 % und durch die vielseitigen Einsatzmöglichkeiten ist es der optimale Eiweißlieferant. Durch die Tatsache, dass die Lupine ein Alleinprotein ist (vollständiges Aminosäureprofil), kann sie andere Eiweißquellen vervollständigen. Deswegen nehme ich beim Backen, bis auf wenige Ausnahmen, immer etwas Lupinenmehl mit dazu.

Der Eiweißgehalt des Lupinenmehls beträgt je nach Hersteller um die 43 g auf 100g. Die Lupine enthält wenig Fett und Kohlenhydrate, viele Ballaststoffe, sehr viele Mineralstoffe, Vitamine, sekundäre Pflanzenstoffe und Antioxidantien. Für Erdnussallergiker könnte es zu einer Kreuzallergie kommen, ansonsten weist das Lupineneiweiß kein höheres Allergiepotenzial als andere Hülsenfrüchte auf.

Das Lupinenmehl, das meist unter der Bezeichnung Lupinenprotein verkauft wird, schmeckt leicht nussig und hat eine gelbe Farbe. Beim Backen können 10-15 % der Gesamt-Mehlmenge durch Lupinenmehl ersetzt werden. Es kann als Eiweißshake getrunken werden, wobei es einen geschmacklich nicht vom Socken haut, aber uns geht es dabei um das hochwertige Eiweiß. Es lässt sich auch für deftige Speisen verwenden, und ich mache z.B. Lupinenfrikadellen davon. Die anderen Lupinenprodukte haben wir noch nicht probiert, da wir das Mehl halt sehr vielseitig einsetzen. Im Internet, Reformhaus und Bio-Laden sind die Produkte auf jeden Fall erhältlich.

Natursalze

Jedes Salz hat seinen Ursprung in den Urmeeren. Es wird zwischen zwei Salzarten unterschieden, dem Steinsalz und dem Meersalz. Das Steinsalz lagert in Salzstöcken unter der Erde, während das Meersalz direkt aus den Meeren gewonnen wird. Beim Steinsalz gibt es das hochwertige Kristallsalz, auch Himalayasalz genannt, das eine rosafarbene Tönung hat. Beim Meersalz ist das Fleur de Sel das hochwertige, weil die Gewinnung sehr aufwendig ist. Diese Salze bestehen aus 84 Elementen, die für den Körper sehr wertvoll sind, da unser Körper aus denselben 84 Elementen aufgebaut ist.

Das schneeweiße Speisesalz im Supermarkt hat zwar denselben Ursprung wie die Natursalze, hat aber mit Natur nichts mehr zu tun. Es wird stark raffiniert, mit Chemikalien gereinigt und gebleicht und alle enthaltenen Mineralstoffe werden entfernt, so dass es am Ende noch 2 Elemente enthält, Natrium und Chlorid. Zum

Schluss wird es noch mit Konservierungsstoffen und Rieselhilfen versetzt, damit es schön streufähig ist.

Die Natursalze werden weder raffiniert noch gebleicht, noch werden ihnen die Mineralstoffe entzogen. Aufgrund der Meeresverschmutzungen ist normales Meersalz allerdings nicht mehr zu empfehlen, mit Ausnahme des hochwertigen Fleur de Sel, dass frei von Verschmutzungen ist. Bei den Steinsalzen sollte zum Kristallsalz, meist unter der Bezeichnung Himalayasalz zu finden, gegriffen werden. Die 84 Elemente liegen hier, im Vergleich zu normalen Steinsalz, in kleinster Form vor und können so vom Körper besser aufgenommen werden.

Ich möchte noch die Frage beantworten, warum werden überhaupt alle Elemente aus dem Salz extrahiert? Der größte Salzabnehmer ist die Industrie mit ca. 93 % und die benötigen nur reines Natriumchlorid. Der kleine Rest von 7 % kommt als Speisesalz in den Handel. Der Mensch benötigt Salz, nicht reines Natriumchlorid, aber wen interessiert das schon.

Das Himalayasalz gibt es für den Salzstreuer genauso wie für die Mühle. Das Fleur de Sel ist zwar sehr groß und grobkörnig, aber auch sehr weich und daher für die Mühle nicht geeignet. Das Himalayasalz benutzen wir für alles, während wir das Fleur de Sel aufgrund der Grobkörnigkeit zum Würzen von gebratenen Fisch oder für selbstgebackenes Laugengebäck verwenden. Es verleiht eine tolle Optik und geschmacklich sind beide Salze spitze. Erhältlich überall, aber wie immer auf Qualitätsunterschiede achten.

Sango Meeres Koralle

Die Sango Meeres Koralle gibt es ausschließlich in Japan rund um die Insel Okinawa. Aufmerksam wurde man auf sie, weil auf der Insel so viele Hundertjährige leben, die nicht von Zivilisationskrankheiten geplagt sind. Es wurde entdeckt, dass die Ursache mit an dem mineralstoffreichen Wasser liegt, welches seine Mineralstoffe durch die Sango Meeres Koralle bekommt und von den Menschen getrunken wird.

Die Sango Meeres Koralle besitzt über 70 Mineralstoffe, darunter Calcium und Magnesium in einem perfekten Verhältnis. Diese beiden Mineralstoffe können vom Körper nur richtig aufgenommen werden, wenn das Calcium-Magnesium-Verhältnis 2:1 ist. Dieses ist bei der Koralle der Fall und obendrein liefert sie mit einer Tagesdosis von nur 2,4 g mehr als den halben täglichen Calciumbedarf und fast den kompletten Magnesiumbedarf.

Die Bioverfügbarkeit liegt bei 90 %, was bedeutet, dass fast das komplette Calcium vom Körper auch aufgenommen wird. Bei anderen Calciumquellen beträgt die

Verfügbarkeit nur 20-40 %. Die Mineralstoffe liegen bei der Koralle in ionisierter (kleinster) Form vor, deshalb können sie die Zellwände durchdringen und sorgen so für eine Entsäuerung des intrazellulären Bereichs (Zellwasser innerhalb der Zelle).

Die Sango Meeres Koralle ist weltweit die einzige 100 % natürliche Nahrungsergänzung mit ionisierten Mineralstoffen. Selbstverständlich sind bzw. waren die Hundertjährigen nicht nur aufgrund der Koralle so alt und fit, sondern vor allem wegen ihrer gesunden Ernährung. Das ist auch der Grund, weshalb ihnen langsam aber sicher der Nachwuchs fehlt, denn die Ernährung der westlichen Welt hat auch bei ihnen Einzug gehalten.

Die Sango Meeres Koralle bekommen Sie meines Wissens nur über das Internet. Achten Sie beim Kauf auf einen Anbieter, der über ein Zertifikat verfügt, dass die Koralle nicht radioaktiv belastet ist.

Stevia

Stevia rebaudiana ist eine aus Südamerika stammende Pflanze aus der das Süßungsmittel Steviosid gewonnen wird, welches die 300fache Süßkraft von normalen Zucker hat. Deswegen ist Stevia nur in verdünnter Form erhältlich und kann trotzdem noch sehr sparsam dosiert werden. Es wirkt sich auf den Blutzuckerspiegel überhaupt nicht aus, hat kaum Kalorien, wirkt karieshemmend, ist das perfekte Süßungsmittel für eine Diät und das gesündeste natürliche Süßungsmittel überhaupt.

Der Verkauf von Stevia war in der gesamten EU bis Dezember 2011 verboten, aufgrund einer falschen Studie. Die Studie wurde von dem Süßstoff-Hersteller Monsanto finanziert, der den Süßstoff Aspartam verkaufte. Schon sagenhaft, dass so etwas überhaupt möglich sein kann. Na ja, irgendwann wurde bemerkt, dass sie falsch war. In Japan gibt es Stevia bereits seit den 70er Jahren und nimmt 40 % des Süßstoffmarktes ein.

Meine Erfahrungen mit Stevia sind sehr positiv, aber leider schmeckt es nicht mit allen Lebensmitteln und auf die Dosierung kommt es auch an.

Stevia gibt es als Pulver, Tropfen und Tabs mittlerweile überall zu kaufen, wo es Lebensmittel gibt.

Weizengraspulver

Das nächste Superfood ist das Weizengras, welches bereits seit mehr als tausend Jahren als Nahrungs- und Heilmittel bekannt ist. Weizen ist sehr ungesund, aber das junge Weizengras ist ein wahrer Segen für die Gesundheit.

Während das Weizenkorn voll von Gluten ist, ist Weizengras glutenfrei. Sobald es 10-15 cm hoch ist, hat es den Höhepunkt an Nährstoffen erreicht. Und das ist eine beachtliche Anzahl an Mineralstoffen, Aminosäuren und Vitaminen. Zusätzlich natürlich Ballaststoffe, Antioxidantien, Enzyme und sekundäre Pflanzenstoffe. Und das Beste am Weizengras ist der hohe Anteil an Chlorophyll. Der grüne Farbstoff der Pflanzen ist in seiner chemischen Struktur fast identisch mit dem Blutfarbstoff Hämoglobin, so dass Chlorophyll der perfekte Nährstoff für unser Blut ist. So wirkt es blutreinigend und trägt zur Bildung neuer Blutkörperchen bei. Je besser das Blut, desto gesünder der Mensch. Chlorophyll verlangsamt den Alterungsprozess, da es die Lebensdauer der einzelnen Zellen verlängert. Im Darm verbindet es sich mit krebserregenden Giftstoffen, die so über den Stuhl ausgeschieden werden. Chlorophyll wirkt entgiftend, antioxidativ, ist hoch basisch und reguliert so den Säure-Basen-Haushalt, aktiviert den Stoffwechsel, verbessert die Zellatmung, senkt den Blutdruck und Blutzuckerspiegel und noch vieles mehr.

Des Weiteren enthält Weizengras sehr viel Lutein. Dieser Stoff ist in der Augennetzhaut eingelagert und so trägt Weizengras zur Gesunderhaltung der Augen bei. Durch seinen hohen Eisengehalt ist es für Frauen besonders gut geeignet. Aus eigener Erfahrung kann ich sagen, dass Weizengras meinen Hormonhaushalt perfekt geregelt hat.

Es gibt Weizengras frisch, getrocknet und als Tabletten. Wir nehmen getrocknetes Weizengraspulver, welches mit Wasser angerührt wird. Frischer Weizengrassaft ist natürlich besser und hat den höchsten Gehalt an Nähr- und Vitalstoffen. Da es Weizengrassaft aber nicht im Supermarkt gibt, ist das mit dem frischen Saft schon problematisch. Es gibt auch die Möglichkeit, sich Weizengras selber anzupflanzen und zu entsaften. Ansonsten sind diese Produkte im Internet, Reformhaus und Bio-Laden zu bekommen. Im Übrigen gibt es auch Dinkel- und Gerstengras. Genauso gesund, aber etwas andere Inhaltsstoffe.

Yaconsirup

Noch ein gesundes Süßungsmittel als Alternative zum Honig. Yacon ist eine Pflanze aus Südamerika und wird dort bereits seit Jahrhunderten als Nahrungs- und Heilpflanze verwendet. Aus der Wurzel können Sirup und Pulver als Süßungsmittel hergestellt werden. Da die Yaconwurzel einen hohen Anteil an süß schmeckenden löslichen Ballaststoffen hat, erhöht Yacon weder den Blutzuckerspiegel noch das Gewicht. Somit ist Yacon für Diabetiker geeignet, fördert die Darmgesundheit, hilft beim Abnehmen und enthält obendrein noch Mineralstoffe.

Yaconsirup schmeckt ähnlich wie Honig und ist etwas dünnflüssiger. Ich benutze ihn bei der Schokoladenherstellung, da er zum einen besser als Honig in der Schokolade schmeckt, bedeutend gesünder ist und anders als Honig keine Fäden in der Schokolade zieht. Erhältlich im Internet, im Reformhaus und Bio-Laden.

Xylit (=Birkenzucker)

Nicht nur aus der Zuckerrübe lässt sich Zucker herstellen, sondern auch aus Holzrinden. Xylit, auch Birkenzucker genannt, ist bereits seit mehr als 100 Jahren bekannt. Anders als der Name es vermuten lässt, wird Birkenzucker nicht nur aus Birkenrinden, sondern auch aus Buchenrinden und Mais hergestellt. Bereits um 1890 isolierte der französische Chemiker Bertrand sogar einen Xylitsirup aus Getreidehalmen. Xylit kommt in der Natur in vielen Früchten, Gemüse, Getreide und Bäumen vor. Auch der Mensch produziert in der Leber täglich zwischen 5-15 g Xylit. Somit ist Xylit für den Körper kein Fremdstoff und kann im Normalfall gut verwertet werden.

Trotz aller Natürlichkeit ist es ein sogenannter Zuckeraustauschstoff, der bei übermäßigen Verzehr abführend wirken kann. Die Faustregel lautet 0,5 g Xylit pro kg Körpergewicht täglich sollte am Anfang nicht überschritten werden. Ist der Körper an Xylit gewöhnt, sind auch 150 g am Tag kein Problem. Das sind im Übrigen auch die einzigen eventuellen Nebenwirkungen und deshalb folgt Xylit dem Stevia als gesundes Süßungsmittel.

Wir hatten von Anfang an keine Probleme und könnten ohne ihn gar nicht mehr leben. Xylit ist das einzige Süßungsmittel, das sich eins zu eins mit Zucker austauschen lässt, genauso aussieht und vor allem haargenau gleich schmeckt.

Aber nun erst einmal zu den gesundheitlichen Vorteilen. Xylit wirkt sich kaum auf den Blutzuckerspiegel aus, so dass er für Diabetiker geeignet ist. Zudem hat er 40% weniger Kalorien als normaler Haushaltszucker und ist vor allem ein basisches Süßungsmittel. Und jetzt kommt der Hammer! Xylit ist ein sehr wirksames Mittel gegen Karies, so dass er auch in Zahnpasta verwendet wird. Sie können nach dem Essen einen Teelöffel Xylit in den Mund nehmen, eine Minute damit spülen (durch den Speichel löst er sich gleich auf) und danach wieder ausspucken oder einfach runterschlucken. Kariesbakterien und Plaque werden so beseitigt und die Produktion von zahnschädigenden Säuren gestoppt. Für unterwegs und abends auf dem Sofa mache ich uns immer Xylitbonbons mit Fruchtaroma. Das Rezept finden Sie auf meiner Website bei den kostenlosen Rezept-Downloads.

Wichtig zu erwähnen ist noch, dass er für Hunde (liegt am Insulinspiegel) tödlich ist, während Katzen ihn problemlos vertragen, so dass er sogar Katzenzähne pflegen kann.

Xylit ist genauso wie normaler Haushaltszucker zum Backen, Kochen und in der kalten Küche geeignet, mit zwei Ausnahmen, er karamellisiert nicht und für Hefeteige darf er auch nicht verwendet werden. Der Grund ist einfach, Xylit tötet nicht nur Kariesbakterien, sondern auch Hefebakterien.

Xylit bekommen Sie auch unter dem Namen Birkenzucker im Internet, Reformhaus, Bio-Laden und Drogerie. In Online-Supermärkten hat er auch schon Einzug gehalten, deswegen wird er bestimmt schon bald im Supermarkt zu finden sein. Sie sollten beim Kauf darauf achten, dass er auch wirklich aus Holzrinden hergestellt ist, denn mittlerweile gibt es schon alternative kostengünstigere Herstellungsmöglichkeiten.

Schüßler Salze

Eine weitere Möglichkeit zur Unterstützung Ihrer Entsäuerung/Entschlackung/Entgiftung ist die Anwendung von Schüßler Salzen.

Die homöopathischen Mineralsalze wurden vor etwa 150 Jahren von dem Oldenburger Mediziner Dr. med. Wilhelm Heinrich Schüßler entwickelt. In jahrelanger Forschungsarbeit entdeckte er, dass in sämtlichen Bereichen des Körpers unterschiedliche Mengen an Mineralsalzen vorhanden sind. Trotz der unterschiedlichen Mengen in Organen, im Blut oder anderen Körperbereichen war die Gesamtstückzahl immer zwölf. Durch seine Entdeckung schlussfolgerte er, dass diese zwölf mineralischen Verbindungen lebensnotwendig sein müssen und bei Mangel Krankheiten entstehen.

Wilhelm Schüßler entwickelte nun eine Methode die es ermöglichte, die Mineralstoffe genau dorthin gelangen zu lassen, wo sie gebraucht werden. Durch mehrfaches Verdünnen (Potenzierung) konnten die Mineralsalze die Zellmembran durchdringen und waren sofort für den Körper verfügbar. Schüßler wollte eine Möglichkeit schaffen, dass sich jede Person selbst wirkungsvoll und schnell bei heilbaren Krankheiten helfen kann.

Somit waren die zwölf Funktionssalze geboren, die auch heute noch so bezeichnet werden. Schüßler verabreichte die Salze als potenziertes Pulver, das in Wasser aufgelöst schluckweise getrunken wurde. Heute gibt es potenzierte Tabletten, Pulver, Tropfen, Globuli und Salbe.

Im Laufe der Jahre wurden von verschiedenen Anhängern der Biochemie nach „Schüßler" noch weitere fünfzehn Ergänzungssalze entwickelt. Es gibt somit insgesamt siebenundzwanzig homöopathische Mineralsalze in der Apotheke zu kaufen. Diese sind selbstverständlich rezeptfrei und auch frei von jeglichen Nebenwirkungen. Bei Laktoseintoleranz empfiehlt es sich, die Globuli oder die Tropfen zu nehmen, da diese keinen Milchzucker enthalten.

Die Mineralsalze gelangen durch ihre hohe Potenzierung sofort in die Zelle und können dem Körper dabei helfen, den gestörten Mineralhaushalt wiederherzustellen. Die Störung wird beseitigt und der Selbstheilungsprozess wird aktiviert. Mit homöopathischen Mineralsalzen wird aber nicht die Grundversorgung des Organismus mit Mineralstoffen bewirkt, diese müssen schon mit der Nahrung in den Körper gelangen.

Schüßler Salze beseitigen ohne Nebenwirkungen Störungen jeglicher Art und der Körper kann sich schneller regenerieren. Sie haben uns sehr beim Entsäuern geholfen und den Stoffwechsel in Schwung gebracht. Sie vollbringen kleine Wunder, manchmal auch größere, aber richtig und langfristig gesund wird man nur durch die richtige Ernährung.

Die richtigen Salze zur Entsäuerung und zum Ankurbeln des Stoffwechsels sind die Nummern 9, 10 und 23. Die Salze für eine Entschlackungs- und Reinigungskur sind die Nummern 2, 6, 10, 18 und 23.

Sie sehen schon, die Zahlen wiederholen sich, da diese Kuren im Prinzip ein und dasselbe sind. Die Anwendung läuft folgendermaßen: Sie suchen sich 3 Salze aus und nehmen davon 3-mal täglich je 1-3 Tabletten. Diese lässt man langsam im Mund zergehen. Eine Kur dauert 3-6 Wochen. Man kann die Tagesdosis an Salzen auch mit heißem Wasser aufgießen, so dass sie sich auflösen. Das Ganze wird mit kaltem Wasser aufgefüllt und über den Tag verteilt langsam in kleinen Schlückchen getrunken.

Wenn Sie wissen möchten, für welche Krankheiten Sie die Salze einsetzen können und was diese im Einzelnen im Körper bewirken, haben Sie die Möglichkeit im Internet unter www.schuessler-salze-liste.de nachzuschauen. Dort sind allein unter dem Buchstaben A schon fast einhundert Krankheiten aufgeführt. Auf dieser Seite sind alle Salze genau erklärt, wie sie im Körper wirken und wie sie einzunehmen sind. Außerdem wie sich an äußerlichen Merkmalen schon auf bestimmte Mängel im Körper schließen lässt, wie Salben anzuwenden sind, welche Kuren es gibt und vieles mehr. Selbstverständlich gibt es auch Bücher über die Salze. Ich muss allerdings sagen, die Internetseite steht meinem Buch in nichts nach. Sicherlich etwas ausführlicher ist es noch im Buch, aber es beinhaltet auch viele Informationen, die man aufgrund der nur bedingten Wichtigkeit sofort wieder vergessen hat.

Eines noch zum Schluss. Sollte man das falsche Salz genommen haben, ist das völlig egal. Die Salze haben keine Nebenwirkungen. Nimmt man ein Salz für den Wasserhaushalt, obwohl man dachte es wäre für Schlafstörungen, macht das dem Wasserhaushalt gar nichts. Die Schlafstörungen werden allerdings immer noch da sein.

Die basische Körperpflege

Nun möchte ich Ihnen die basische Körperpflege vorstellen. Es handelt sich hierbei nicht um ein bestimmtes
Produkt, sondern um den richtigen pH-Wert von Kör-
perpflegeprodukten, der für die Haut so wichtig ist.

Ein Ungeborenes liegt neun Monate im Fruchtwasser,
das weiß jeder. Die meisten wissen aber nicht, dass das
Fruchtwasser einen pH-Wert von 8,0 bis 8,5 hat. Baby-
haut duftet und ist weich, woran das wohl liegen mag?

Die herkömmlichen Pflegeprodukte, die von den meisten Menschen gekauft werden, haben alle einen pH-
Wert von 5,5, also sauer. Haben Sie das gewusst? Überall steht jedoch pH-hautneutral drauf. Doch was bedeutet das? Die Kosmetikindustrie verwendet den Begriff
„hautneutral", da die menschliche Haut einen pH-Wert
von 5,5 bis 6,5 hat. Der pH-Wert der Haut ist allerdings
in den letzten Jahrzehnten stetig gesunken. Die Erklä-
rung ist einfach, ungesunde Ernährungsweise und saure
Körperpflege.

Bis in die siebziger Jahre hinein wurde sich ausschließlich basisch gereinigt, und das schon seit Jahrtausenden
in allen Kulturen. Nach und nach eroberte die Kosmetikindustrie den Markt und fing an ihre sauren Pflegeprodukte zu verkaufen. Der pH-Wert dieser Produkte

war aber vor 30 Jahren nicht auch schon 5,5, sondern noch wesentlich höher. Zwar auch schon sauer, aber er ist erst im Laufe der Zeit stetig gesunken, genauso wie der pH-Wert der Haut. Deshalb kann die Industrie immer sagen, wir passen uns der menschlichen Haut nur an. Wer sich wohl an wen anpasst?

Des Weiteren redet sich die Kosmetikindustrie immer mit dem „Säureschutzmantel der Haut" raus. Dieser Begriff wurde damals zu Werbezwecken genutzt und so ist er plötzlich in jedermanns Munde gekommen. Die Oberfläche der Haut ist leicht sauer, logisch, weil die Haut Säuren ausscheidet. Wie sauer, hängt allerdings auch von der Menge an Säuren ab.

Ich möchte Ihnen jetzt einmal erklären, wie sich das mit der Haut verhält. Die Haut mit ihren ca. 2 Quadratmetern ist neben Leber und Nieren ein wichtiges Entgiftungs- und Ausscheidungsorgan. Sie verfügt über die gleichen Entgiftungsenzyme wie die Leber und die Schweiß- und Talgdrüsen können Säuren und Gifte ausscheiden.

Da die meisten Menschen leider übersäuert sind, bleibt dem Körper nichts anderes übrig als die Haut verstärkt als Ausscheidungsorgan zu nutzen. Die anderen Ausscheidungsorgane wie Nieren, Darm und Atmung allein können die Säuremengen in den meisten Fällen schon lange nicht mehr bewältigen. Wen wundert es da, dass es so viele Hautkrankheiten gibt. Jeder Pickel, jede Rötung, jede Schuppe und jede Entzündung deuten ganz klar darauf hin, dass der Körper viel zu viele Säuren ausscheiden muss. Offene Stellen an den Beinen und Fuß- und Nagelpilz sind außerdem ein sehr guter Beweis dafür. Denn die Füße und die Unterschenkel werden nicht ohne Grund auch als „Dritte Niere" bezeichnet. Über diese werden besonders viele Säuren ausgeschieden. Im Übrigen können die Pilze, die für den Fuß- und Nagelpilz verantwortlich sind, nur in einem sauren Klima gedeihen und dort fühlen sie sich pudelwohl.

Und nun kommen die sauren Pflegeprodukte ins Spiel, die sich die meisten Menschen auftragen. Diese kleistern sozusagen die Haut zu und die Säuren werden wieder in den Körper zurückgedrängt. Jeder kann sich denken, dass das große Komplikationen für den Organismus mit sich bringt.

Säuren und Basen gehen immer eine chemische Reaktion miteinander ein. Trage ich nun eine saure Körperpflege auf eine saure Haut auf, ist das dasselbe, als wenn ich den Pluspol einer Batterie an den Pluspol im Radio stecke. Kommt auch nichts raus! Und aus der Haut können die Säuren auch nicht raus. Saure Pflegeprodukte verschließen die Haut, basische Pflegeprodukte öffnen die Haut. So können mit einer basischen Körperpflege die Säuren hinaus und die Ausscheidung wird sogar angeregt und gefördert. Das ist wie Plus und Minus, Base neutralisiert Säure.

> **Basische Pflegeprodukte öffnen die Haut und fördern die Ausscheidung von Säuren!**

Genauso verhält es sich natürlich mit der Zahnpflege. Der Mund- und Rachenraum ist durch seine Schleimhäute ebenfalls ein wichtiges Ausscheidungsorgan. Basische Zahnpasta sorgt auch hier für ein gesundes Klima. Ganz wichtig ist ebenfalls das Weglassen herkömmlicher Mundspüllösungen. Diese haben teilweise einen pH-Wert von 4,2 und töten obendrein alle Bakterien ab, auch die nützlichen.

Wir spülen morgens und abends mit ein paar Tropfen Grapefruitkernextrakt in Wasser aufgelöst. Es tötet allerdings nur die bösen und nicht die guten Bakterien, und dass im ganzen Körper. Genaue Informationen zum Grapefruitkernextrakt finden Sie im Kapitel „Superfoods und mehr".

Mein Mann und ich hatten beide Parodontose. Zu dem Zeitpunkt kannten wir allerdings noch kein Grapefruitkernextrakt und spülten immer mit einer von Zahnärzten empfohlenen Mundspüllösung. Bei mir hat die Parodontosebehandlung mit anschließenden Antibiotikamedikamenten geholfen, bei meinem Mann aber nicht. Sozusagen war bei ihm die ganze Prozedur für den Zopf. Die Bakterien waren noch genauso vorhanden wie vor der Therapie. Ein typisch antibiotikaresistenter Fall.

Das Grapefruitkernextrakt, welches wir daraufhin entdeckten, hat die Parodontosebakterien meines Mannes gekillt. Bei uns heißt es nur noch GKE und neben der Mundspüllösung desinfizieren wir immer unsere Zahnbürsten nach dem Zähneputzen mit nur einem Tropfen. Selbst in der Küche kann GKE zum Desinfizieren eingesetzt werden.

Ich möchte Ihnen natürlich auch noch von unseren Erfahrungen mit der basischen Körperpflege berichten. Bereits nach dem ersten Mal duschen war unsere Haut weich, wie wir es noch nie erlebt hatten. Und das ganz ohne eincremen, nur geduscht und abgetrocknet, einfach sensationell. Ich habe Ihnen ja schon von dem positiv geänderten Hautbild im Zuge der Ernährungsumstellung berichtet. Ich muss auch sagen, der Hauptteil kommt immer von innen. Die basische Körperpflege allerdings hat noch einmal richtig einen obendrauf gesetzt. Keine Pickel, keine Schuppen, keine Rötungen, kein gar nichts. Einfach nur weich, glatt und gesund. Natürlich lassen sich nicht alle Falten, die man sich im Laufe der Jahre erworben hat, wegessen und wegcremen. Ist das Hautbild aber allgemein gut und sieht man gesund aus, sind auch ein paar Falten nicht schlimm.

Falls Sie jetzt vorhaben morgen in die Drogerie zu gehen, um sich basische Körperpflege zu kaufen, vergessen Sie es. Das einzige, was Sie dort bekommen ist Kernseife mit einem pH-Wert von 8,5-9,0. Das ist für Seife ein eindeutig zu hoher pH-Wert, den Sie nicht benutzen sollten.

Wichtig ist noch, dass Sie sich nicht von Begriffen wie Natur, Hautfreundlich, Bio usw. beeinflussen lassen. Das hat alles nichts mit basisch zu tun. Es muss ganz klar als basische Körperpflege mit einem pH-Wert **über** 7,0 ausgewiesen sein. Gute pH-Werte bei Duschzeug und Shampoo sind ungefähr 7,4. Bei Creme sollte es schon mehr sein. Unsere Gesichtscreme und Körperlotion hat 8,5. Es gibt übrigens alles, auch Lippenpflege und Deodorant.

Bei der Zahnpasta verhält es sich ähnlich. In der Drogerie liegen die pH-Werte zwischen 3,9 und 7,0. Letztere allerdings bildet die große Ausnahme, mir ist nur eine mit 7,0 bekannt. Unsere Zahnpasta hat einen pH-Wert von 7,5 und ist vor allem **ohne** Fluorid. Fluoride gehören zu den giftigen Substanzen und haben, je nachdem um welches Fluorid es sich handelt, eine unterschiedlich starke Toxizität. Würde ein Kleinkind eine Tube fluoridierte Zahnpasta essen, hätte es bereits die tödliche Dosis überschritten.

Ich bestelle unsere Körperpflegeprodukte und Zahnpasta im Internet, wo es eine große Auswahl gibt.

Der effektive Weg in ein gesundes Leben

Einen ganz großen Schritt haben Sie bereits getan, wenn Sie bei diesem Kapitel angekommen sind. Wieso? Weil Sie jetzt Bescheid wissen. Sie sind rundherum bestens informiert. Und wenn Sie etwas vergessen haben, blättern Sie einfach kurz nach.

Sie sind nicht auf sich allein gestellt. Sie haben sich ein umfangreiches Wissen angeeignet, mit dem Sie eine ganze Menge anfangen können. Natürlich habe ich Ihnen im nächsten Kapitel eine Schritt-für-Schritt-Anleitung erstellt. Sie werden ganz schnell merken, wie Sie mit wenigen einfachen Veränderungen große Ergebnisse erzielen.

Und was passiert dann? Ihnen wird es plötzlich bessergehen, obwohl Sie gar nicht so viel verändert haben. Und was werden Sie dann tun? Sie erweitern und verändern Ihre Ernährung wieder ein kleines bisschen. Sie müssen nichts übers Knie brechen, weil so schnell so viel passiert. Registrieren Sie die körperlichen Veränderungen, freuen Sie sich. Von ganz alleine werden Sie Lust auf den nächsten Schritt haben.

Und warum werden Sie Lust auf den nächsten Schritt haben? Warum sagen Sie sich dann nicht, das reicht doch so? Weil Sie dermaßen erstaunt sein werden, alles bisher Gedachte über Bord werfen und ihr Ehrgeiz gepackt sein wird.

Ich habe meine Anleitung so aufgebaut, dass sie für jeden geeignet ist, egal mit welcher Ausgangsposition begonnen wird. Wenn die ersten Punkte bei Ihnen schon normal sind, überspringen Sie sie einfach. Wenn nicht, fangen Sie von vorne an.

An dieser Stelle möchte ich noch einmal sagen, ich empfehle nur das, was ich selber und natürlich auch mein Mann sehr erfolgreich praktiziert haben. Es gibt selbstverständlich auch andere Wege, aber ich empfinde diese Methode am sichersten und effektivsten. Eine langsame Umstellung, die man durchhält, weil man gut klarkommt.

Ich kann mir gut vorstellen, dass sich viele die Frage stellen: „Wie lange dauert es denn, bis ich Veränderungen spüre?" Ich kann Ihnen versichern, es geht im Normalfall sehr schnell. Natürlich liegt es an Ihnen, wieviel ungesunde Dinge Sie noch täglich essen. Dabei ist es auch wichtig, sich genau zu überprüfen und auf versteckten Zucker, Salz und ungesunde Fette zu achten. Die falschen Getränke, die Currywurst, die Fertigpizza, das Schokocroissant, das Wurstbrot, die Chips usw. sind

„Gift". Wer ständig sagt, dass eine oder andere ist nicht schlimm, wird natürlich dementsprechend länger brauchen, bis er sich gesundheitlich besser fühlt.

Sie können von Anfang an Ihre Entsäuerung/Entschlackung/Entgiftung und Ernährungsumstellung mit Schüßler Salzen unterstützen. Sie können auch problemlos das Superfood in Ihre Ernährung integrieren.

Bei der Anwendung der Sango Meeres Koralle, dem Weizengraspulver und der basischen Körperpflege ist Vorsicht geboten! Im Mittelteil habe ich Ihnen bereits geschildert, dass Sie mit normalen Nebenwirkungen rechnen müssen, die aus Durchfall, Hautausschlägen, Erkältung oder sogar Bronchitis bestehen können. Wenn die Säureflut oder besser gesagt die Schlacken ihren Körper extrem schnell verlassen, gibt es Reaktionen, die normal sind. Wenn das der Fall sein sollte, lassen Sie die Produkte ein paar Tage weg oder reduzieren die Menge. Auf jeden Fall dürfen Sie die Produkte nicht verbannen, denn die haben keine Schuld, vorausgesetzt die Qualität ist einwandfrei.

Und nun wünsche ich Ihnen gutes Gelingen!

Schritt-für-Schritt-Anleitung

Wasser

- Trinken Sie täglich 1,5 – 2 Liter **stilles** Mineral-
  oder Heilwasser, achten Sie beim Kauf auf einen hohen Gehalt an Hydrogencarbonat.

Kohlensäurehaltige Getränke

- Sollte es bei Ihnen Cola oder andere kohlensäurehaltigen Getränke geben, schrauben Sie die
  Flaschen auf und schütten Sie sie weg!

Säfte

- Apfelsaft, Orangensaft und andere Säfte können Sie austrinken, aber kaufen Sie bloß keine
  neuen (Fruchtzucker ist nur in Ordnung, wenn
  er sich in einer Frucht befindet, die man isst o-
  der selber ausgepresst hat). Egal ob Saftkon-
  zentrat oder Direktsaft, welcher natürliche un-
  behandelte Saft ist wohl monatelang in der Fla-
  sche oder Pappverpackung haltbar?

Kaffee

- Wenn Sie Kaffeetrinker sind, beschränken Sie
  Ihren Konsum auf zwei Tassen täglich (dazu ge-

hört auch Espresso, Cappuccino etc.) oder stellen Sie langsam auf Lupinenkaffee um. Sie werden allerdings Entzugserscheinungen haben, die aber schnell vorübergehen. Lupinenkaffee hat kein Suchtpotenzial.

Tee

- Wenn Sie Teetrinker sind, dann nur Kräutertee und keinen schwarzen oder Früchtetee. Empfehlenswert in Ingwer- oder Basentee.

Alkohol

- Trinken Sie so wenig Alkohol wie möglich, höchstens jedoch zweimal die Woche in überschaubaren Mengen.

Obst

- Essen Sie jeden Tag 400-500 g frisches Obst (das ist schnell erreicht, Obst hat viel Gewicht), aber immer nur auf nüchternen Magen und nicht mit anderen Lebensmitteln zusammen. Das geht entweder morgens ganz prima, oder mindestens zwei Stunden nach dem Mittagessen. Ernähren Sie sich aber nicht ausschließlich von Obst, das würde Mangelerscheinungen hervorrufen und wäre außerdem viel zu viel Fruchtzucker.

Bananen und Melonen zum Beispiel enthalten wenig Fruchtzucker und Äpfel unwahrscheinlich viel. Es ist also nicht so, dass nur das süße Obst reich an Fruchtzucker ist.

Gemüse

- Essen Sie jeden Tag reichlich Gemüse, da gibt es im Gegensatz zum Obst keine Beschränkung, da Gemüse bei weitem nicht so viel Fruchtzucker enthält. Einige Gemüsesorten lassen sich prima roh essen (Tomaten, Gurken, Radieschen), andere sind im Salat mit Vinaigrette besser aufgehoben (Mohrrüben, Kohlrabi, Zwiebeln) und andere wiederum fürs Kochen (Fenchel, Blumenkohl, Brokkoli).

Säuren nie allein

- Essen Sie zu jedem säurebildenden Lebensmittel auch basische (zum Frühstücksbrötchen passt gut Tomate und Gurke, zum Mittag Gemüse oder/und Kartoffeln, zum Abendbrot Salat).

Fleisch

- Reduzieren Sie Ihren Fleischkonsum auf ein Minimum. Fangen Sie mit einmal die Woche an und steigern Sie langsam. Wir essen sogar heute noch ab und zu Fleisch, aber höchstens alle sechs Wochen einmal ein kleines Stück und öfters wollen wir auch gar nicht mehr.

Fisch

- Essen Sie statt Fleisch zum Mittag lieber Fisch, aber auch nur einmal die Woche.

Wurst

- Reduzieren Sie Ihren Wurstkonsum. Fangen Sie auch hier langsam an und steigern Sie. Außer alle drei Wochen ein dünnes Scheibchen mageren Schinken mögen wir keine Wurst mehr. Gerade der Fleisch- und Wurstverzicht hat sich extrem positiv auf die Gesundheit ausgewirkt.

Milch- und Milchprodukte

- Reduzieren Sie unbedingt Ihren Konsum an Milch- und Milchprodukten. Milch, Joghurt, Kefir, Quark und Co. bringen nur gesundheitliche Nachteile. Wir haben diese Dinge früher viel gegessen, weil wir dachten, wir tun uns was Gutes. Wenn wir heute Quark essen, bekommen wir Magenschmerzen. Das einzige, was wir von diesen Produkten noch essen und vertragen, ist der Käse, aber sehr wenig.

Sahne ist genauso wie Butter neutral und deswegen in überschaubaren Mengen absolut in Ordnung. Alles wofür ich früher Milch benötigte, habe ich mit Sahne, die ich mit Wasser verdünne, ersetzt.

In Reformhäusern, Bio-Läden und sogar Drogerien finden sich schon jede Menge veganer Milch- und Milchprodukte. Vorsicht ist bei den Sojaprodukten geboten. Diese sollten nur hochwertig fermentiert und in kleinen Mengen verzehrt werden.

Im Übrigen, wer sich von einer Hafer-, Mandel- oder Kokosmilch ein Pendant zur Kuhmilch vorstellt, den muss ich enttäuschen. Deshalb nehme ich halt immer Sahne, die ich verdünne, allerdings nicht zum Trinken, sondern zum Backen oder Kochen.

Das Trinken von Milch sollte sich auf die Muttermilch für Babys beschränken, sowie die Kuhmilch auf die Bedürfnisse der Kälber abgestimmt ist.

Fertigprodukte

- Essen Sie keine Fertigprodukte mehr, erst recht nicht welche mit Geschmacksverstärkern.

Süßigkeiten

- Essen Sie so wenig Süßigkeiten wie es geht und kaufen Sie welche mit gesunden Süßungsmitteln und gesunden Fetten. Das Schlimme ist der Zucker und die schlechten Fette. Bei den salzigen Sachen, wie Chips, sind neben den schlechten Fetten auch die Geschmacksverstärker sehr gesundheitsgefährdend.

Kuchen

- Essen Sie so wenig wie möglich Torten, Kuchen, Croissants, Hefeteilchen etc., höchstens jedoch zweimal die Woche und nur mit einem Salat extra an dem Tag.

  Wenn Sie zu den Süßen gehören, wie mein Mann und ich, backen Sie selber, wenn Sie Zeit haben. Wir essen sehr viel Kuchen, aber der ist aus Dinkel-, Mandel- und Lupinenmehl und Xylit hergestellt und somit gesund.

Gute Säurebildner

- Integrieren Sie zunehmend mehr gute Säurebildner in Ihre Ernährung.

Nussmischung

- Essen Sie täglich Nüsse und vor allem Mandeln, da diese basisch sind. Kaufen Sie sich verschiedene Sorten von guter Qualität, die Sie mit Gojibeeren vermischen können. So eine Nussmischung ist eine ganz tolle gesunde Knabberei für abends beim Fernsehen.

   Sie können die Nüsse und Mandeln je nach Sorte ein paar Stunden einweichen, abspülen, abtrocknen und durchtrocknen lassen. Das Ganze hat den Effekt, dass sich ein Teil der in diesen Produkten enthaltenen Phytinsäure abbaut, diese besser verstoffwechselt werden und sie nicht mehr so hart sind. Dieser Vorschlag ist aber kein Muss, man kann sie auch uneingeweicht essen, allerdings ist die Mineralstoffaufnahme im Körper geringer.

Weizen

- Trennen Sie sich von allen Produkten, die aus Weizen bestehen und steigen Sie zum Beispiel auf Dinkel um, denn Dinkel ist sehr gesund. Die Auswahl in den Supermärkten wird schon immer größer. Im Internet finden sich oft Bäcker mit einem sehr guten speziellen Sortiment und qualitativ hochwertiger Ware. Vielleicht gehö-

ren Sie auch zu denen, die einen guten Biobäcker in der Nähe haben, der Dinkel im Pro-
gramm hat. Aber Vorsicht, Bio bedeutet nicht,
dass alles gesund ist. Die meisten Biobäcker haben sehr viele Weizenprodukte, weil sich damit
nun einmal am einfachsten backen lässt.

Dinkel enthält auch Gluten, daher ist glutenfreies Brot natürlich auch eine gute Alternative,
allerdings ist es hier wichtig, auf die weiteren
Inhaltsstoffe zu achten.

Brot aus Keimlingen ist das gesundheitliche
Highlight, denn es ist basisch, allerdings schwer
zu bekommen. Auch wenn es verwirrend ist,
Brot aus gekeimten Getreide ist basisch aber
nicht automatisch glutenfrei. Herkömmliche
Getreide wie Weizen, Roggen, Gerste, Dinkel o-
der Emmer enthalten Gluten. Glutenfreie Getreide sind zum Beispiel Hirse, Buchweizen,
Mais, Reis, Amaranth oder Quinoa.

Sango Meeres Koralle + Weizengraspulver

- Spätestens jetzt ist der Zeitpunkt gekommen,
  sich die Sango Meeres Koralle und das Weizengraspulver zu besorgen. Selbstverständlich
  kann man das auch schon eher tun, aber nie mit
  der Tagesdosis beginnen, sondern langsam steigern, denn Sie werden viele Säuren/Schlacken

und Gifte ausscheiden. Die Produkte sind sehr hilfreich dabei, aber deswegen darf man es zu Anfang nicht übertreiben, sonst weiß der ganze Müll auf die Schnelle nicht, wo er hinsoll.

Basische Körperpflege

- Genauso ist jetzt der Zeitpunkt gekommen, wo saure Pflegeprodukte nicht mehr in Ihr Leben gehören sollten, da diese in Bezug auf die Ernährung absolut kontraproduktiv sind.

Kontrollcheck

- Jetzt ist der Zeitpunkt gekommen, komplett auf Lupinenkaffee umzusteigen oder ganz auf Kaffee zu verzichten.
- Ihren Alkoholkonsum in überschaubaren Mengen sollten Sie nun auf einmal die Woche beschränken.
- Wie steht es mit Fleisch, Wurst, Milch, Joghurt und Käse? Schon gut reduziert, oder geht da noch was?
- Sie essen doch nicht etwa noch Fertigprodukte?
- Wie sieht es bei den Süßigkeiten und dem Kuchen aus? Backen Sie schon selbst? Denken Sie immer daran, Ihr Bäcker backt vielleicht mit Dinkel, aber nicht mit Xylit.

- Überprüfen Sie, ob Sie dreimal so viel basische wie gute säurebildende Lebensmittel essen!

Basisches Frühstück

- Vormittags ist der Körper sehr mit der Ausleitung der Stoffwechselrückstände, die bei der nächtlichen Verdauungs-, Entgiftungs- und Entsäuerungsarbeit angefallen sind, beschäftigt. Diesen Vorgang stört man mit einem normalen Frühstück erheblich. Besser ist deswegen ein basisches oder überwiegend basisches Frühstück. Menschen die morgens nichts essen (natürlich auch kein Kaffee trinken) sind besser dran, als Diejenigen mit Brötchen oder auch Müsli. Müsli ist gesund, aber eben nicht basisch.
  Unser Frühstück sieht folgendermaßen aus: Kräutertee, frisches Obst je nach Saison unterschiedlich und ein Mixgetränk. Das Getränk für zwei Personen besteht aus einer Banane, 20 g Lupinenprotein, 10 g Erdmandel- oder Mandelmehl, 50 g Haferflocken und 10 Tropfen Stevia. Das Ganze kommt in einen Mixbecher, wird mit Wasser aufgefüllt und püriert. Die Umstellung auf dieses fast basische Frühstück (Haferflocken sind gute Säurebildner) ging dermaßen schnell und gut, dass wir super erstaunt waren.

Ein Brötchenfrühstück machen wir nun zweimal die Woche mittags, statt Mittagessen. So spart man sich auch gleich das Kochen.

Dieser Vorschlag ist kein Muss, deswegen steht er auch ganz am Ende. Auf jeden Fall ist er eine große Hilfe und könnte auch gleich von Anfang an praktiziert werden. Im Übrigen reduziert sich der Wurst- und Käsekonsum so von ganz allein.

Schlusswort

Ich hoffe, mein Ratgeber hat Ihnen gefallen. Vor allem aber hoffe ich, dass er Ihnen helfen wird. Meinem Mann und mir hat diese Umstellung ein völlig neues Leben ermöglicht und das wünsche ich Ihnen auch.

Falls Sie an den passenden Rezepten zur basenüberschüssigen Ernährung interessiert sind, kann ich Ihnen mein Kochbuch „Basisch & Glutenfrei" und mein Backbuch „kuchen, brot & co mit dinkel" empfehlen.

Wenn Sie Lust haben, würde ich mich auch über einen Besuch auf meiner Website www.sabinevoshage.de oder auf meiner Facebook-Seite www.facebook.com/sabinevoshage sehr freuen. Dort finden Sie immer interessante Neuigkeiten, aber auch kostenlose Rezept-Downloads und meinen Blog.

Bis dahin wünsche ich Ihnen alles Gute und viel Gesundheit!

Ihre

Sabine Voshage